Fünf Minuten für
mich

Katrin Schubert

Fünf Minuten für mich

20 einfache Techniken für Gelassenheit

Aus dem Englischen von
Frances Hoffmann

Lüch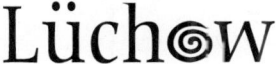w

Titel der Originalausgabe: Relieve Stress
Copyright © 2016 by Katrin Schubert
First published in the United States by Hazelden Foundation

Katrin Schubert
Fünf Minuten für mich

© Lüchow in J.Kamphausen Mediengruppe GmbH,
Bielefeld 2017
info@j-kamphausen.de

ISBN print 978-3-95883-136-0
ISBN eBook 978-3-95883-137-0
1. Auflage 2017

Projektmanagement: Marianne Nentwig
Übersetzung: Frances Hoffmann
Lektorat: Andreas Klatt
Cover-Illustration: Nadezhda Shoshina/shutterstock
Autorinnenporträt (Umschlag): © Deb Stagg
Gestaltung: Kurt Liebig
Druck: Westermann Druck, Zwickau

Bibliografische Information der Deutschen Nationalbibliothek

Die Deutsche Nationalbibliothek verzeichnet diese Publikation in der
Deutschen Nationalbibliografie; detaillierte bibliografische Daten
sind im Internet über http://dnb.d-nb.de abrufbar.

Dieses Buch wurde auf 100% Altpapier gedruckt und ist alterungs-
beständig. Weitere Informationen hierzu finden Sie unter
www.weltinnenraum.de

Voller Dankbarkeit
für Lyell und Jillian,
meine Familie, Freunde
und meine Klienten,
die mich alles gelehrt haben!
Und für Thomas
und seine unbezahlbare
Unterstützung.

Inhalt

Teil II: Theorie und Hintergründe der Techniken

Einleitung

Die Inspiration zu diesem Buch entstammt meiner langjährigen Arbeit als ganzheitliche Ärztin, die sich außerhalb der allopathischen (traditionellen westlichen) Medizin bewegt. Ich bin in Deutschland als Ärztin zugelassen. Mein Lebens- und Arbeitsmittelpunkt liegt jedoch in Kanada, wo ich seit mehr als zwanzig Jahren in der ganzheitlichen Medizin im privaten Sektor tätig bin. In den neunziger Jahren beobachtete ich, wie meine Patienten zunehmend durch Kündigungen und Kürzungen belastet wurden und dass diejenigen, die bereits mehrere Jobs ausübten, nun auch noch Überstunden machten, nur um einigermaßen über die Runden zu kommen.

Von der Perspektive des zweiten Jahrzehnts des einundzwanzigsten Jahrhunderts aus betrachtet, wirken die Neunziger wie ein Stillleben der Gelassenheit. Heute werden unsere Gesundheit und unser Wohlbefinden immer stärker auch durch den Straßenverkehr, den Klimawandel und Elektrosmog beeinträchtigt. Anstatt uns mit Freunden zu treffen, verbringen wir Stunden damit, auf unseren elektronischen Geräten herumzuhacken und uns nur noch in virtuellen Welten aufzuhalten, wodurch sowohl unsere Lebensqualität als auch unser Immunsystem Schaden nehmen. Meine Kollegen und ich stellten immer häufiger fest, dass die Menschen nicht mehr – wie noch vor zehn Jahren – mit alltäglichen Wehwehchen zu uns kamen, sondern immer öfter an ständig wachsenden und oft lähmenden Angst- und Stresszuständen litten.

Meine Klientel bestand nun nicht mehr hauptsächlich aus Frauen mit emotionalen Belastungen; es kamen auch immer mehr Männer und Jugendliche, die mit schweren Ängsten und Nervosität zu kämpfen hatten. Die Männer sahen sich nicht mehr in der Lage, ihre Ängste so zu verbergen, wie man es ihnen beigebracht hatte. Und viele junge Menschen fühlten sich den Herausforderungen des Lebens nicht gewachsen, weil sie unter Depressionen und Zukunftsängsten litten.

Dieses Phänomen weckte meine Neugier und so begann ich, nach Antworten zu suchen. Es gibt unzählige Ursachen für erhöhten Stress. Da wären Umweltgifte, Suchtmittelmissbrauch, Werteverschiebungen, immer weniger Zeit außerhalb der

Arbeit, erzwungene soziale und familiäre Begegnungen und die Angst vor finanzieller Not, um nur einige wenige zu nennen.

Die gute Nachricht ist, dass wir selbst eine Menge für uns tun können. Es gibt Hilfsmittel, die uns äußerst effektiv bei der Bewältigung unseres Alltagsstresses unterstützen können.

BEFREIEN WIR UNS VOM MENTALEN WETTRENNEN

Wir hören immer wieder, alle Kraft läge im gegenwärtigen Moment. Und doch fällt es uns Menschen, im Gegensatz zu den Tieren, sehr schwer, einfach in der Gegenwart zu bleiben. Ständige Sorgen bedeuten, dass wir gedanklich zu viel Zeit in der Zukunft verbringen, wohingegen ein Verweilen in der Vergangenheit uns an Ärger, Traurigkeit und Angst kettet.

Verbringen auch Sie so manchen Tag oder gar viele Ihrer kostbaren Tage in einem Zustand der Verunsicherung? Können unerwartete, schlechte Nachrichten Sie geistig und körperlich aus der Bahn werfen? Ärgern Sie sich über manche Menschen, drücken sie empfindliche Knöpfe bei Ihnen und lösen dadurch Wut oder Angstgefühle aus, weil Sie an irgendein schmerzliches Ereignis aus der Vergangenheit erinnert werden, das komplizierte Gefühle in Ihnen weckt? Haben Sie manchmal das Gefühl, ständig darum zu kämpfen, nicht den Boden unter den Füßen zu verlieren, um nicht im Treibsand negativen Denkens zu versinken? Dann geht es Ihnen genau wie mir; wir sind Menschen in dieser westlichen Welt der Terminkalender, Sozialsysteme sowie Familien- und Arbeitskonstellationen, die ihre ganz eigene Dynamik haben.

Wenn wir zu lange in akuten Angstgefühlen oder negativen Gedanken festhängen, verlieren wir unsere Lebensfreude und können sogar krank werden. Die Forschung bestätigt was wir längst intuitiv wussten: Ein gestresster Geist und feststeckende Emotionen können körperliche Krankheiten verursachen.

Im ersten Teil dieses Buches stelle ich Ihnen zwanzig erprobte Techniken – darunter Akupressur, Visualisierungen und Affirmationen – vor, mit deren Hilfe Sie in höchstens fünf Minuten Stress und Angstgefühle im Alltag lindern können, egal wo Sie sich gerade befinden. Alles, was Sie dafür brauchen, haben Sie bereits: Sie benötigen weder irgendwelche Apparate oder Batterien noch passende

Netzkabel – und es entstehen auch keinerlei Zusatzkosten! In Teil 2 finden Sie Hintergrundinformationen und die Theorien zu den einzelnen Techniken, damit Sie verstehen können, wie und warum sie funktionieren.

Keine einzelne Veränderung, auch keine aus diesem Buch, kann jemals die Summe der komplexen persönlichen und sozialen Probleme lösen, die für geistige Unruhe sorgen. Doch die von mir zusammengestellten Techniken können Ihnen, unabhängig von Ihrem Alter oder Ihrem Hintergrund, eine kleine Pause von jenem endlosen mentalen Wettrennen verschaffen, in dem wir uns alle in gewisser Weise befinden. Sie können den Temperaturregler Ihres Nervensystems wieder auf „normal" stellen und so in einen Zustand der Ruhe hinübergleiten, in dem Sie mentales, emotionales und physisches Wohlbefinden erfahren und schwierigen Situation viel besser ins Auge sehen können.

Ich lade Sie ein, die Techniken auszuprobieren, und hoffe, dass Ihnen einige davon helfen können, mehr Ruhe in Ihr Leben zu bringen. Mögen sie Ihnen die Zuversicht schenken, jede Herausforderung bewältigen zu können.

Viel Spaß!

TEIL I

Die Techniken

Rachel war eine sechzehnjährige Schülerin mit besonderen Bedürfnissen. Inmitten ihrer Teenagerjahre befand sich Rachel auf dem Stand einer Elfjährigen. Da sie schon ihr ganzes Leben lang intellektuell jünger war als andere, litt sie sogar noch mehr unter Ängsten als es normalerweise bei Teenagern der Fall ist, weshalb sie sich die meiste Zeit über völlig überfordert fühlte.

Irgendwann musste Rachel das Klassenzimmer wechseln und während sie sich an ihre neue Umgebung zu gewöhnen versuchte, beschloss sie, ihren Klassenkameraden und der neuen Lehrerin einige Übungen zu zeigen, die sie von ihrem vorherigen Lehrer gelernt hatte. Diese Übungen, nämlich die Techniken aus diesem Buch, hatten ihre Bewältigungsfähigkeiten stark verbessert und ihre Ängste gelindert. Nun hoffte sie, dass auch ihre neuen Klassenkameraden davon profitieren könnten.

In genau diesem Sinne teile ich diese Techniken nun mit Ihnen und hoffe, dass Sie genau wie Rachel und ihre Klassenkameraden durch ihre Anwendung innere Ruhe finden mögen.

Atmen im Quadrat

Lucia saß im Wartezimmer ihres Arztes. Vor zwei Wochen hatte sie einen Knoten in ihrer Brust ertastet und nun wartete sie darauf, die Ergebnisse der Untersuchung mitgeteilt zu bekommen. Sie war panisch. In den vergangenen Wochen hatten sich ihre Gedanken wie ein Kreisel immer wieder um dasselbe Thema gedreht, sie war von Ängsten gelähmt und konnte sich auf nichts konzentrieren. Ihr Atem ging flach und der Angstschweiß brach ihr aus. Sie fürchtete, jeden Moment in Ohnmacht zu fallen. In dem Moment war es für Lucia die perfekte Lösung, mit Hilfe einer Tischplatte im Wartezimmer die Atmung im Quadrat anzuwenden, um ihren Geist zu beruhigen.

• • •

Julie verwendete diese Technik, um ihren „geschäftigen Geist" zur Ruhe zu bringen. So beschreibt sie das Ergebnis:

Wenn mein Geist sich um die zehntausend
„Dinge" in meinem Leben – zu erledigende

Anrufe, zu bezahlende Rechnungen, zu wech-
selnde Autoreifen, die Katze, die zum Tierarzt
muss, mein Kind, das meine Hilfe benötigt –
zu drehen beginnt, fällt es mir schwer einzu-
schlafen, egal wie müde ich bin.
Dann fange ich an, „im Quadrat zu atmen", und
während ich meine Aufmerksamkeit auf meine
Augenbewegungen richte und sie mit meinem
Atem in Einklang bringe, löst sich mein unab-
lässiger Gedankenstrom auf. Es fühlt sich an, als
würde mein Gehirn einmal tief durchatmen, weil
es endlich eine Pause bekommt und sich nicht
mit all meinen Gedanken beschäftigen muss.

• • •

Brad wendete die Technik bei seinen Schlafstörungen an. Er konnte oft nicht schlafen und wachte
immer mit dem Kopf voller Gedanken auf. Er berichtete, dass das Atmen im Quadrat seinen Geist
von den Gedanken ablenkte und das nächste,
woran er sich erinnerte, war, wie er am nächsten
Morgen aufwachte.

UND SO GEHT'S

Finden Sie in Ihrer Umgebung ein Quadrat oder einen rechteckigen Gegenstand. Das kann ein Bilderrahmen oder eine Tür sein, wenn Sie gerade zu Hause sind, oder ein Autofenster, ein Teil des Gehwegs oder ein Blumenkasten, wenn Sie im Freien unterwegs sind. Selbst in der Natur finden sich Quadrate oder Rechtecke in Form von Steinen, Büschen oder Zäunen.

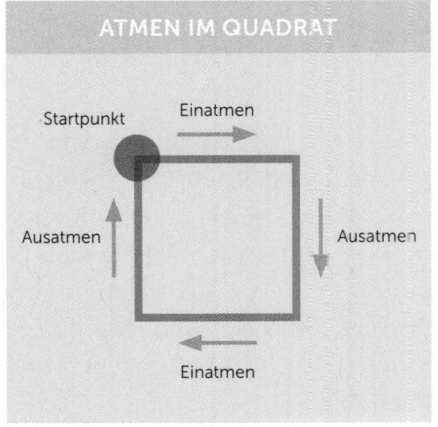

Bewegen Sie nun Ihre Augen von der oberen linken Ecke des Rechtecks horizontal zur rechten Seite und atmen Sie dabei ein. Sie bewegen Ihre Augen im Uhrzeigersinn. Achten Sie darauf, Ihre Augenbewegungen sowie Ihren Atem zu verlangsamen. Sobald Sie die obere rechte Ecke erreicht haben, bewegen Sie Ihre Augen ganz bewusst nach unten und atmen dabei langsam aus. Atmen Sie an der unteren Linie entlang ein, von rechts nach links, und dann wieder aus von der linken, unteren Ecke bis zum Anfangspunkt. Bewegen Sie Ihre Augen immer am Rechteck entlang. Während Sie Ihre Atmung immer weiter beruhigen, atmen Sie entlang der horizontalen Linien ein und entlang der Seitenlinien aus. Das Ausatmen ist dabei idealerweise genauso lang wie das Einatmen. Atmen Sie mehrere Male um das Rechteck herum oder wiederholen Sie die Runden zwei bis fünf Minuten lang. Wiederholen Sie die Übung jederzeit, wenn Ihre unruhigen Gedanken zurückkehren. Sie können auch die Richtung Ihrer Augenbewegungen wechseln und entgegen des Uhrzeigersinns atmen.

Sie werden feststellen, dass Ihr Geist so damit beschäftigt sein wird, Ihre Augen von einer Ecke zur nächsten zu bewegen und Ihren Atem daran anzupassen, dass einfach kein „Gedankenplatz" mehr für Ihre Sorgen bleibt. Sie spüren nun vielleicht eine innere Ruhe, die dabei helfen kann, Ihr Nervensystem zurückzusetzen

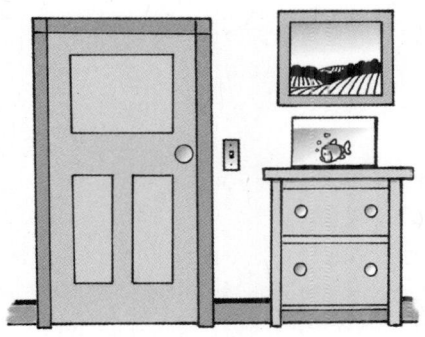

Finden Sie in Ihrer Umgebung ein Quadrat oder Rechteck.

Das ganze Bild

DEN RICHTIGEN BLICKWINKEL FINDEN

Als Suzanne erfuhr, dass ihre sechzehnjährige Tochter schwanger war, verlor sie den Boden unter den Füßen. Sie hatte das Gefühl, ihre Welt breche über ihr zusammen, als sich die bevorstehenden Probleme einer Teenager-Mutter wie ein Berg vor ihr auftürmten. Ihre Träume bezüglich der Zukunft ihrer Tochter schienen auf einen Schlag zunichte gemacht.

Das ganze Bild zu betrachten, half Suzanne dabei, die Sache in einem größeren Zusammenhang zu sehen, wodurch sie wieder Zuversicht fand.

UND SO GEHT'S

Nehmen Sie sich ein Blatt Papier und einen Stift. Malen Sie in die Mitte des Blattes einen kleinen Kreis und schreiben Sie das Problem, das Sie in Gedanken beschäftigt, dort hinein. Nun konzentrieren Sie sich auf den Raum außerhalb des Kreises und beginnen, dort all die positiven Aspekte, die Ihnen zu dieser Situation einfallen, aufzuschreiben.

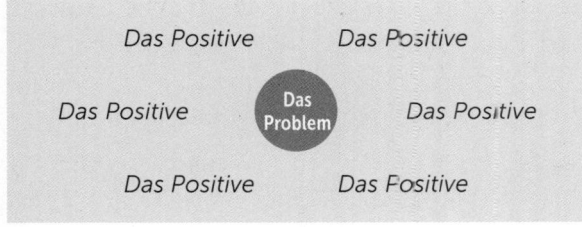

Notieren Sie das Problem in einem Kreis in der Mitte des Bildes und schreiben Sie ringsherum positive Dinge auf, die das Problem in ein besseres Licht rücken.

Hier ein Beispiel:

Kreis in der Mitte:
Meine Teenager-Tochter ist schwanger.

Raum außerhalb des Kreises:
Sie ist gesund; sie wird ihre Ausbildung beenden können; sie wird hervorragend/gut/genügend medizinisch versorgt; ich habe Erfahrung in der Kindererziehung und kann ihr helfen es gibt Hilfskräfte und Gruppen zur Unterstützung; viele andere sind in derselben Situation; sie wird für ihr Kind sorgen können; sie wird wertvolle Erfahrungen sammeln;

sie wird ein erfülltes Leben führen können; ein Kind bringt viel Freude in unser Leben.

Und so sieht das Ganze auf dem Papier aus:

Ein Kind ist eine Freude

sie ist gesund

die Erfahrung, ein Kind großzuziehen

meine Tochter ist schwanger

es gibt Unterstützung

Familie und Freunde werden helfen

sie kann ihre Ausbildung beenden

TECHNIK 3

„Glückspunkt"-Akupressur

Als Desiree am Morgen erwachte, machte ihr das Wetter zu schaffen. Sie spürte einen Druck auf Augen und Nebenhöhlen, außerdem fühlte sie sich schlapp und ein wenig durcheinander. Ihre Laune war dahin; vielleicht brütete sie ja eine Erkältung aus, in letzter Zeit war sie mit vielen verschnupften Leuten in Kontakt gekommen.

Obwohl sie sich nicht wohlfühlte, musste sie aufstehen, ein Lächeln auflegen und „ihre Hirnzellen aktivieren", denn sie musste heute auf der Arbeit eine wichtige Präsentation halten. Ihr Chef verließ sich auf sie und würde ihre Leistung bewerten.

Sie massierte etwa fünf Minuten lang an beiden Händen den Akupressur-Punkt, der auf Übersichten der Akupressur-Punkte unter Li4 eingetragen ist und auch als „Glückspunkt" bezeichnet wird. Dadurch wurde ihr Geist klarer und ihre Laune besser, bis sie schließlich so munter war, dass sie ohne Probleme ihre Präsentation halten konnte.

UND SO GEHT'S

Li4 (*Large Intestine=Dickdarm* 4) ist ein Akupressur-Punkt, der sich im muskulären Teil der Hand zwischen Daumen und Zeigefinger befindet. Eine Akupressur des Li4 kann Kopfschmerzen und Erkältungssymptome lindern, das Immunsystem anregen und dafür sorgen, dass Sie sich einfach glücklicher fühlen.

Möglicherweise ist dieser Bereich, wenn Sie ihn massieren, empfindlich oder schmerzt sogar. Das ist ein gutes Zeichen und bedeutet, dass Sie den Punkt mehrere Minuten lang bearbeiten sollten. Am besten massieren Sie den Bereich zwischen Daumen und Zeigefinger sanft von beiden Seiten gleichzeitig. Massieren Sie jede Hand zwischen drei und fünf Minuten lang und wiederholen Sie die Massage, wann immer Sie möchten. Mit der Zeit wird dieser Akupressur-Punkt möglicherweise weniger empfindlich, was darauf hindeutet, dass Sie inzwischen ausgeglichener sind.

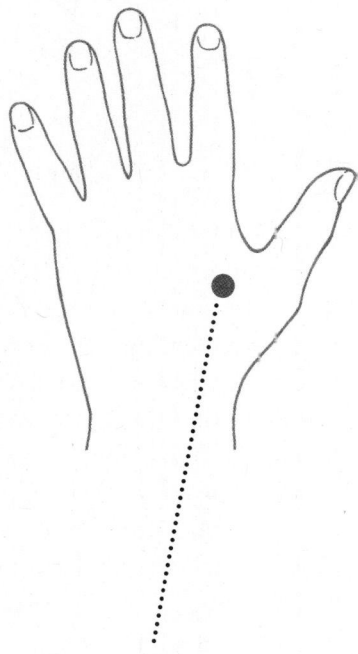

GLÜCKSPUNKT
**Large Intestine (*Dickdarm*)
Meridian 4**

Massieren Sie jede Hand drei bis fünf Minuten lang.

BodyTalk Cortices

Der fünfzehnjährige Cole konnte seine Gefühle nicht mehr zurückhalten. Er fühlte sich überfordert und begann, unkontrolliert zu weinen. Erst war sein Großvater, dem er sehr nahegestanden hatte, gestorben, dann war sein bester Schulfreund fortgezogen und um dem Ganzen die Krone aufzusetzen, hatten seine Eltern sich getrennt. Sein Leben war völlig auf den Kopf gestellt und es gab auch keinen Hoffnungsschimmer am Horizont.

Sein Vater versuchte, ihn zu trösten, indem er die Cortices-Übung mit ihm machte. Das half Cole, sein Gehirn wieder ins Gleichgewicht zu bringen, seine Atmung zu entspannen und sich zu beruhigen. Nun war er imstande, zu sprechen und seine Gefühle zu äußern.

• • •

Ashley hatte viel für ihre Prüfung gelernt. Es war ihr sehr wichtig, sie zu bestehen. Doch als die Prüfungsaufgaben vor ihr lagen, konnte sie sich kaum an das erinnern, was sie gelernt hatte. In ihrem

Kopf herrschte ein einziges Durcheinander und ihr Herz raste vor Aufregung. Ihr Gehirn war unfähig, die Informationen, die sie noch vor einem Tag aufgesogen hatte, abzurufen. Die Cortices-Technik half ihr, ihre Nervenbahnen wieder miteinander zu verbinden, so dass die Informationen, die sie brauchte, wieder verfügbar wurden.

• • •

Timothy ist professioneller Schauspieler und liebt seine Arbeit. Auch wenn die Proben immer sehr anstrengend sind, empfindet er kurz vor Beginn der Aufführung in der Regel große Vorfreude, wenn der Vorhang hochgeht. Doch manchmal kommt es auch vor, dass seine Gedanken kurz vor Aufführungsbeginn ganz zerstreut sind und er sich um seinen Text sorgt, sich fragt, wer wohl im Publikum sitzt und ob auch alles glatt laufen wird. Die Cortices-Übung hilft Timothy dabei, sich zu zentrieren und zu beruhigen. Wenn er diese Übung während der Proben und unmittelbar vor der Aufführung anwendet, stellt er oft fest, dass sein Geist klarer wird und er sein Selbstvertrauen wiederfindet.

Die Cortices-Technik ist Teil des erstaunlichen, von Dr. John Veltheim entwickelten BodyTalk Systems und des BodyTalk Access.

UND SO GEHT'S

Erste Position

Halten Sie mit der linken Hand: Formen Sie mit der linken Hand eine Schale und legen Sie sie kurz oberhalb des Haaransatzes auf Ihren Hinterkopf.

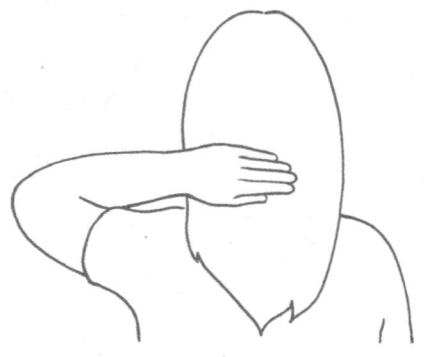

Erste Handposition:
Kopfansatz, Übergang zum Hals.

Dabei liegt die eine Hälfte Ihrer Hand (Handfläche) immer auf der linken Kopfseite und die Finger auf der rechten. Achten Sie darauf, dass Sie diesem Muster für alle Positionen der linken Hand folgen.

Der Klopfteil der Technik wiederholt sich bei jeder Handposition.

Klopfmuster

Klopfen Sie mit der rechten Hand: Mit den leicht gespreizten Fingern der rechten Hand klopfen Sie nun sanft auf Ihren Kopf, und zwar so, cass Ihre Fingerspitzen die Stellen links und rechts des Scheitels berühren. Das tun Sie einen ganzen Atemzyklus (einmal Ein- und Ausatmen) lang.

Nun führen Sie die rechte Hand zur Mitte Ihres Brustbeins und klopfen erneut einen Atemzyklus lang. Es spielt keine Rolle, wie oft Sie klopfen; klopfen Sie einfach ganz entspannt und sanft. Wenn Sie mögen, können Sie auch ein wenig länger klopfen. Verwenden Sie nur gerade so viel Druck, als würden Sie ein Küken streicheln.

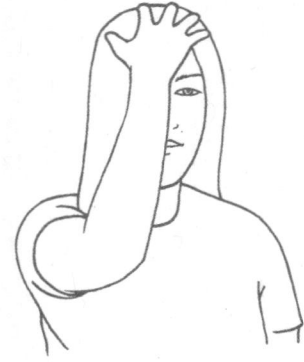

Klopfen Sie mit den gespreizten Fingern der rechten Hand auf Ihren Kopf.

Klopfen Sie mit der rechten Hand auf die Mitte Ihrer Brust.

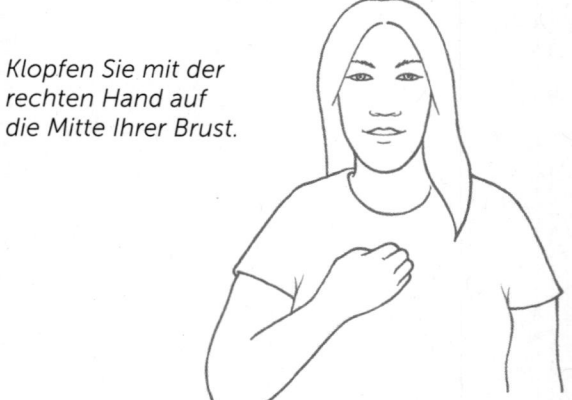

Zweite Position

Halten Sie mit der linken Hand: Lassen Sie Ihre linke Hand von Position 1 zu Position 2 wandern. (Sie werden im Laufe der Übung immer eine Handbreite weiter rücken, bis der ganze Kopf abgearbeitet ist.)

Klopfen Sie mit der rechten Hand: Folgen Sie dem Klopfmuster von Seite 31.

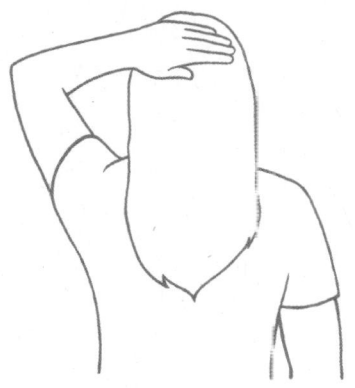

Zweite Handposition am Hinterkopf

Dritte Position

Halten Sie mit der linken Hand: Lassen Sie Ihre linke Hand zur nächsten Position im hinteren Bereich des Oberkopfes gleiten.

Klopfen Sie mit der rechten Hand: Folgen Sie dem Klopfmuster wie auf Seite 31 beschrieben. In dieser Position klopfen Sie mit der rechten Hand auf die linke.

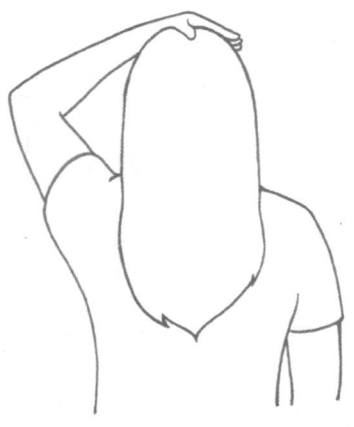

Dritte Handposition auf dem Kopf.

Vierte Position

Halten Sie mit der linken Hand: Legen Sie Ihre linke Hand auf den Haaransatz und die Stirn, bedecken Sie dabei sowohl die linke als auch die rechte Seite.

Klopfen Sie mit der rechten Hand: Folgen Sie dem Klopfmuster wie auf Seite 31 beschrieben. In dieser Position können Sie gern länger als einen Atemzyklus halten und klopfen. Wenn es beruhigend ist, klopfen und halten Sie einfach ein wenig länger als sonst.

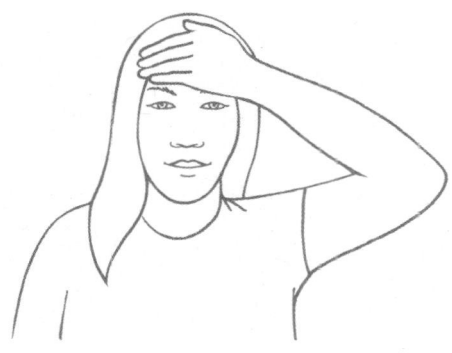

Vierte Handposition auf der Stirn.

Fünfte Position

Beide Hände: Legen Sie die Hände knapp oberhalb der Ohren seitlich an den Kopf und halten Sie diese Position sanft mindestens einen Atemzyklus lang. Lassen Sie die linke Hand oberhalb Ihres linken Ohres liegen und klopfen Sie mit der rechten zunächst auf dem Scheitel, dann auf dem Brustbein. Danach legen Sie Ihre rechte Hand wieder oberhalb des rechten Ohres ab und halten diese Position eine Zeitlang.

Diese Position unterstützt den emotionalen Bereich Ihres Gehirns und kann sich sehr beruhigend anfühlen.

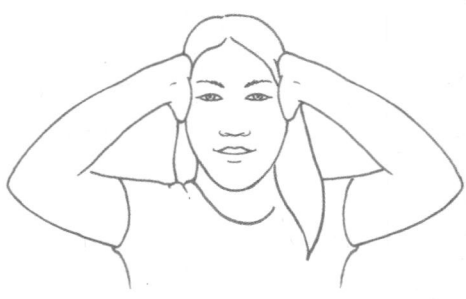

Fünfte Handposition mit beiden Händen oberhalb der Ohren.

DIE FÜNF HANDPOSITIONEN

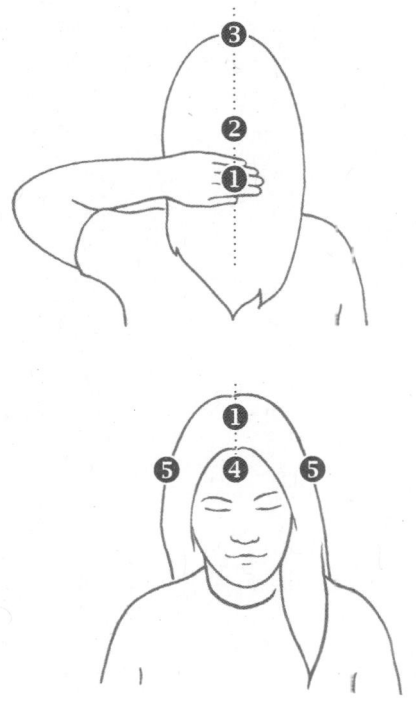

Was dabei geschieht

Indem Sie mit Ihrer Hand die eine Seite des Kopfes mit der anderen verbinden, helfen Sie Ihrem Körper dabei, eine stärkere energetische Verbindung zwischen den beiden Gehirnhälften zu schaffen. (Eine einzelne Hälfte bezeichnet man als „Cortex", beide zusammen als „Cortices".) Die beiden Gehirnhälften sind durch das „Corpus Callosum" (CC, *Hirnbalken*), das man sich wie eine Superautobahn vorstellen kann, miteinander verbunden. Ist diese Superautobahn offen, können die Informationen frei fließen. Dann fühlen wir uns wohl, bewältigen alles mit Leichtigkeit und können uns leicht an Dinge erinnern.

Bei jeglicher Art von Stress wird diese Autobahn (CC) blockiert. Ist diese Verbindung zwischen der linken (kreativen) und der rechten (logischen) Gehirnhälfte gekappt, kann das Stress auslösen, man fühlt sich überfordert und empfindet manchmal sogar physischen und psychischen Schmerz.

Vielleicht erinnern Sie sich noch, wie Sie irgendwann einmal sehr viel gelernt haben und dann in der Stresssituation der Prüfung das nötige Wissen absolut nicht mehr abrufen konnten. Hätten Sie damals die Cortices-Technik angewandt, wäre der Weg zwischen Ihren Gehirnhälften vielleicht wieder frei geworden und Ihre Erinnerung an das Gelernte zurückgekehrt. Dasselbe gilt für emotionalen Aufruhr oder körperliche Schmerzen. Die Cortices-Technik kann die Autobahnen in Ihrem Gehirn wieder in ihren Ursprungszustand zurückversetzen und Ihnen so helfen, sich rasch besser zu fühlen.

Wenn wir uns verletzen, verharrt das Gehirn in einem Schock-Zustand, was den Heilungsprozess verlangsamt. In einer solchen Situation kann eine sofortige Anwendung der Cortices-Technik dazu beitragen, dass das Nervensystem wieder ins Gleichgewicht gelangt. Durch einen solchen „Reset" des Gehirns wird der Heilungsprozess effektiver. Wenn Sie sich verletzt haben, werden Sie diese Technik vermutlich mehrmals wiederholen müssen. Wenn Sie mögen, können Sie die einzelnen Positionen länger halten. Sie können die Übung so oft wiederholen, wie es Ihnen angenehm ist. Viele Menschen stellen fest, dass sie nach der Anwendung dieser Technik ein Gefühl geistigen und körperlichen Wohlbefindens verspüren.

Ich bin ganz Ohr

DAS WUNDER DER OHRMUSCHEL

Wussten Sie, dass die Ohrmuschel, also der äußere Teil des Ohres, alle Teile unseres Körpers abbildet? Neben dem klassischen chinesischen Verständnis von Akupunktur und Akupressur gibt es inzwischen auch wissenschaftliche Untersuchungen darüber, dass man durch Akupunktur und Akupressur auf bestimmte Körperteile, die sogenannten „Reflexorgane", effektiv auf Körper und Geist einwirken kann.

Ein solches Reflexorgan ist auch das Ohr. Durch die Massage bestimmter Punkte des Ohres können Sie Ihren Geist zur Ruhe bringen und Ihren Körper bei der Heilung unterstützen. Der brillante französische Arzt Paul Nogier hat dieses Phänomen entdeckt und damit das ganze Gebiet der Akupunktur revolutioniert! Dr. Nogier entwickelte die komplexe Kunst der Ohr-Akupunktur sowohl zu einem Diagnosewerkzeug als auch zu einer Behandlungsmethode.

Als Dozentin für das BodyTalk System, aus dem ich auch die Cortices-Technik entnommen habe, unterrichte ich oft sehr lange. Die Schüler müssen dabei in kürzester Zeit eine Unmenge an Material aufnehmen und gleichzeitig verstehen, wie sie diese neuartige Heilmethode anwenden können. Nach einigen Unterrichtstagen sind die Schüler oft geistig erschöpft und diese einfache Ohrmassage hilft ihnen, ihren Geist wieder zu beleben.

Eine energetische Ohrmassage kann einen müden Geist und erschöpften Körper wieder in Schwung bringen und auch das Erinnerungsvermögen verbessern. Außerdem kann eine Stimulation bestimmter Ohrbereiche bei Depressionen Linderung verschaffen und uns beruhigen, wenn wir einmal gereizt sind.

UND SO GEHT'S

Kneifen Sie sich mit Zeigefinger und Daumen sanft in die Ohren. Führen Sie Ihre Finger mit einer reibenden, massierenden Bewegung von unten nach oben an der Außenseite der Ohren entlang. Sie werden feststellen, dass Sie dabei auf empfindliche und manchmal auch sehr schmerzhafte Stellen treffen. Schenken Sie diesen Bereichen besondere Aufmerksamkeit und bearbeiten Sie sie etwas länger und stärker. Achten Sie darauf, dass Sie dabei „angenehmen" Schmerz verspüren und vermeiden Sie intensiven oder stechenden Schmerz. Mit dieser Übung haben Sie soeben Ihre Wirbelsäule massiert und fühlen sich vielleicht schon etwas belebter.

Kümmern wir uns nun um Ihre Ohrläppchen. Forschungen in der Ohr-Akupunktur haben ergeben, dass das Ohrläppchen für unser Gehirn, das Gesicht, den Kiefer, die Neurotransmitter und für Gefühle steht.

An der Außenseite Ihres Ohrläppchens befindet sich ein Punkt, der die Stimmung hebt.

Massieren Sie Ihre Ohrläppchen gut durch und *voilà!* – Sie haben soeben Ihr Gehirn und Ihr Gesicht gekräftigt. Die meisten Menschen haben nach Anwendung dieser Technik das Gefühl, lebendiger und wacher zu sein und fühlen sich ihren Aufgaben und der Welt viel besser gewachsen.

OHRMASSAGEPUNKTE

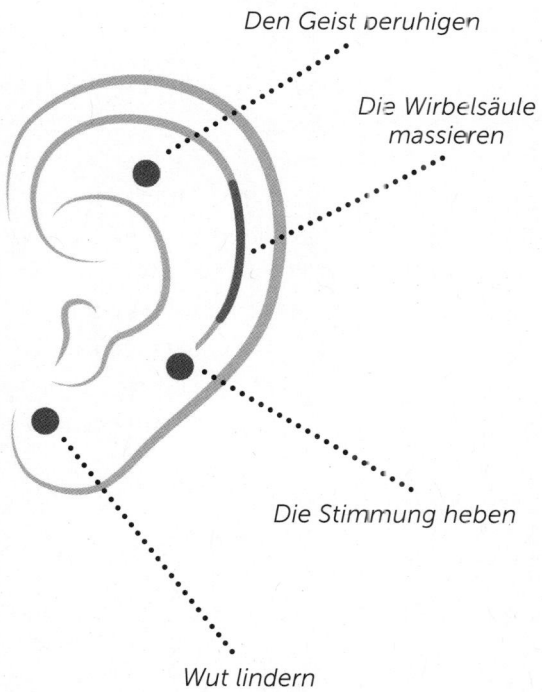

Den Geist beruhigen

Die Wirbelsäule massieren

Die Stimmung heben

Wut lindern

Sie können diese Massage jederzeit und überall anwenden, wenn Sie sich ärgern oder gestresst sind.

Der Kummerkasten

ÄRGER, ANGST & ANDERE STÖRENFRIEDE

Die vierjährige Katie war ganz außer sich. Ihre Eltern hatten sich vor einigen Jahren getrennt und ihr Vater, den sie sehr vermisste, hatte ihren Geburtstag vergessen. Nun ging sie zu ihrer Mutter und berichtete ihr mit zitternder Stimme, ihr tue „das Herz weh." Daraufhin nahm ihre Mom Katie mit in ihr Zimmer, wo sie in Katies Regal direkt neben ihrem Lieblingsstofftier eine Schatzkiste fanden. Ihre Mutter half ihr dabei, einen Teil ihres Kummers „herauszulassen" und in der Kiste zu verwahren, wodurch sich Katie gleich viel leichter fühlte.

UND SO GEHT'S

Suchen Sie sich eine besondere Kiste oder ein anderes Behältnis, das Sie zu Hause, in der Schule oder bei der Arbeit aufstellen können. Das kann ein Kästchen, ein geflochtener Korb, ein Eimer oder auch ein Briefumschlag oder eine Papiertasche sein.

Richten Sie Ihre Aufmerksamkeit auf Ihren Körper und beobachten Sie, wo Sie vielleicht Spannung,

Schmerz oder anderweitiges Unbehagen verspüren. Nun stellen Sie sich vor, wie Sie diesen Kummer, Ärger, die Angst oder wie auch immer der jeweilige Störenfried heißen mag, mit den Händen aus dem Teil Ihres Körpers, in dem Sie ihn verspüren, herausheben und in den zuvor gewählten Kummerkasten legen. Dabei kann es hilfreich sein, wenn Sie das jeweilige Gefühl auf einem Zettel notieren und diesen ebenfalls in den Kasten verbannen. Dort können Sie ihn bis auf weiteres aufbewahren – später, wenn sich Ihr innerer Aufruhr gelegt hat, können Sie sich ihm wieder zuwenden und weiter daran arbeiten, auch wenn das eine Weile dauern mag. Und Sie können jederzeit weitere Dinge in Ihren Kasten legen.

Wenn Sie Ihre Gefühle vorübergehend in dem Kummerkasten ablegen, kann das helfen, sich geistig und körperlich leichter zu fühlen, ohne dabei das Gefühl unterdrücken oder verleugnen zu müssen.

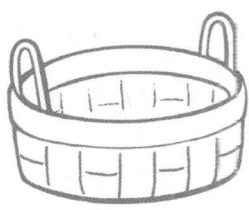

Gesunder Gedankenaustausch

Manchmal bin ich in Gedanken in einem fort damit beschäftigt, Menschen – einschließlich mich selbst – und Situationen zu beurteilen und zu kritisieren, wodurch mein Leben nur noch anstrengender wird. Ich grüble darüber nach, was falsch gelaufen ist und was ich hätte tun oder nicht tun sollen – meine Gedanken kreisen wie eine kaputte Schallplatte um eine endlose Reihe von „Was wenn's." Meist dauert es eine ganze Weile, bis mein bewusstes Denken diesen negativen inneren Dialog, der da im Hintergrund läuft, überhaupt bemerkt. Wenn ich mir meiner negativen Gedanken schließlich bewusst werde, wende ich die folgende Technik an, die mir Ruth, eine meiner großartigen Heiler-Freundinnen, beigebracht hat.

UND SO GEHT'S

Lesen Sie die folgende Affirmation laut oder in Gedanken. Nach einer Weile kennen Sie die Worte auswendig und können die Technik jederzeit und überall anwenden. Möglicherweise werden Sie diese Affirmation mehrere Male wiederholen müssen, ehe Sie die Veränderung hin zu einem gesünderen, glücklicheren und produktiveren Denken bemerken.

Mit der Schöpfungskraft, die in mir ruht,
mit der Essenz all dessen, was ich bin,
lasse ich alle Energien in mir und um mich
herum los,
die nicht aus Liebe und Licht bestehen
und mir keine Freude bereiten.
Ich lasse sie genau jetzt los...
So sei es!

Atmen Sie nun dreimal tief durch und schicken Sie mit jedem Ausatmen die ungewollten Energien von sich fort.

Fenster-Technik

Joan liebt Tiere. Hunde und Katzen sind für sie wahre Gefährten und Freunde. Sie liebt auch ihre Arbeit, die darin besteht, sich um die Tiere aus ihrer Nachbarschaft zu kümmern, mit den Katzen zu spielen und die Hunde auszuführen, solange ihre Besitzer nicht zu Hause sind.

An einem Wochenende passte sie auf eine süße kleine Malteserhündin namens Barbie auf. Ihr Besitzer war ein griesgrämiger und strenger Mann, der seinen Hund wie seinen Augapfel hütete. Unter Joans Aufsicht erkrankte Barbie an einem hartnäckigen Durchfall und Joan machte sich große Sorgen, dass Barbies Besitzer ihr die Schuld daran geben und sie dafür verantwortlich machen würde. Sie stellte sich vor, wie er sie anschreien und einschüchtern würde und bald war sie in Gedanken nur noch mit diesen Bildern beschäftigt. Je näher seine Heimkehr rückte, desto verzweifelter wurde sie.

Sie probierte die Fenster-Technik aus und stellte sich vor, wie Barbies Besitzer sie durch ein Fenster hindurch ansah und plötzlich verwandelte sich ihre Angst vor der Begegnung mit ihm in schallendes

Gelächter. Sie wiederholte die Fenster-Technik immer dann, wenn sie bemerkte, dass ihre Gedanken wieder zu den negativen Bildern abschweiften, und einen Tag später, als der Besitzer schließlich heimkehrte, konnte sie ihm ohne Angst entgegentreten. Durch die Fensterbehandlung war sie imstande, ohne die ständige Angst vor einem bevorstehenden Konflikt zu arbeiten.

UND SO GEHT'S

Manchmal können Zwischenmenschliche Begegnungen sehr schwierig und spannungsgeladen sein! Manchmal fühlen wir uns Menschen, die ihre Wut oder ihren Frust auf ungesunde Weise an uns auslassen, einfach ausgeliefert. Sie stellen laute und unverhältnismäßige Forderungen, beschuldigen uns, schreien, drohen und rasten aus. Bei den meisten von uns rührt dieses Verhalten an die tiefsten Glaubenssätze und wir fangen ganz automatisch an, uns zu verteidigen, selbst zum Angriff überzugehen oder uns zurückzuziehen. Egal, wie wir reagieren, unsere tief verwurzelten Bilder von uns selbst, die in der frühesten Kindheit geprägt wurden, übernehmen die Kontrolle über unser Verhalten. Die kritische Stimme, die verunsichert und unbewusst tief in unserem Inneren wohnt, sagt dann vielleicht: „Sie hat recht, ich bin zu nichts zu gebrauchen (es nicht wert, verdiene es nicht)", „Wenn er Ärger haben will, dann kriegt er ihn!" und so weiter. In einigen Situationen ist es sicher oberste Priorität, die eigene Sicherheit zu gewährleisten, doch in vielen Fällen kann die Fenster-Technik gut dabei helfen, den Auslöser zu zerstreuen und die negativen Schwingungen, die Ihnen entgegenschlagen, zu entkräften.

Es kann helfen, darüber nachzudenken, dass diese Person wahrscheinlich selbst Probleme hat, die aus der Vergangenheit noch auf sie einwirken; trotzdem ist es nicht Ihre Aufgabe, die tieferliegenden Auslöser für das negative Verhalten einer Person zu verstehen und ebenso wenig müssen Sie es hinnehmen.

Um in diesem Moment Ihre eigene Anspannung zu lindern, stellen Sie sich die Person vor Ihrem inneren Auge vor und zeichnen Sie einen Fensterrahmen um ihren Kopf. Stellen Sie sich vor, die Person spräche zu Ihnen durch das Fenster der „Station für unreife Menschen" in einem Krankenhaus oder sie wäre ein kleines Kind, das Sie durch das Fenster seines Kindergartens anschreit. Das kann helfen, zu erkennen, wie albern die Überreaktionen mancher Menschen (auch Ihre eigenen) doch sein können, um so die Schärfe aus der Situation zu nehmen.

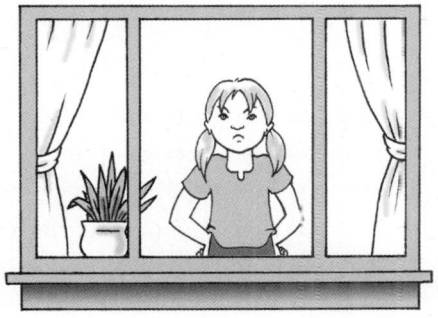

Herzheilungs-Akupressur

Bob ließ sich nicht so schnell von seinen Gefühlen aus der Bahn werfen. Er war ein harter Kerl und konnte sich gut zusammenreißen – glaubte er zumindest. Als seine Freundin sich von ihm trennte, fühlte er sich zunächst ganz okay damit, doch während der folgenden Tage wurde ihm klar, dass der Verlust ihn doch stärker getroffen hatte, als er es sich zunächst hatte eingestehen wollen. In den ungelegensten Momenten überfiel ihn plötzlich Traurigkeit und sogar Tränen stiegen in ihm auf.

Bob hatte schon von der wohltuenden Wirkung der Akupressur gehört und war offen für diese neue Erfahrung. Er massierte den Herzheilungs-Akupressur-Punkt, auch Herz 7 genannt, sowie den Herzmeridian – und fühlte sich schon bald besser. Er wiederholte die Übung mehrmals am Tag und spürte jedes Mal eine Welle der Entspannung in seinem Körper, die ihm half, mit der Sache zurechtzukommen und seinen Alltag zu bewältigen.

...

Vince, ein Gefreiter in der U.S. Army, hatte beschlossen, über Weihnachten seine Familie zu besuchen. Er war an einem Standort nahe der kanadischen Grenze stationiert und war vor einem Jahr fünfundzwanzig Stunden lang in einem Greyhound Bus von seiner Heimat im Süden Tennessees dorthin gefahren. Jetzt saß Vince neben mir in einem Flugzeug, das gerade im Begriff war zu starten. Der Vierundzwanzigjährige war noch nie zuvor mit einem Flugzeug geflogen, seine Gedanken rasten vor Angst und sein Herz schlug wie wild.

Als ich seine Unruhe bemerkte, schlug ich ihm vor, einen Punkt an seinem Handgelenkt zu drücken, das würde ihm helfen, sich zu beruhigen. Nachdem ich etwa eine Minute lang meinen Daumen auf seinen Herzheilungs-Punkt gedrückt gehalten hatte, sah Vince mich ganz erstaunt an: Er spürte, dass sich sein Herzschlag normalisiert hatte und seine Angst sich langsam auflöste. Vince konnte sich entspannen und seinen ersten Flug genießen.

UND SO GEHT'S

Durch Druck auf diesen Akupressur-Punkt lassen sich Herzschmerz und emotionales Leid lindern. Massieren Sie mit dem Daumen den Punkt Herz 7, er befindet sich auf der Innenseite Ihrer Handgelenke, etwa auf Höhe des kleinen Fingers. Intensiver wird die Wirkung, wenn Sie mit der Handinnenfläche direkt unterhalb des kleinen Fingers beginnen und sich dann am Handgelenk entlang hoch arbeiten, über den Unterarm bis hin zum Musikantenknochen am Ellenbogen. Achten Sie darauf, dabei immer auf Höhe des kleinen Fingers und der Innenseite oder im „mittleren" Bereich Ihrer Handinnenfläche und Ihres Unterarms zu bleiben. Sie werden wahrscheinlich auf einige empfindliche Stellen stoßen. Massieren Sie diese Stellen ein wenig länger, dann werden Sie vermutlich spüren, wie sich ein Gefühl der Ruhe in Ihnen ausbreitet.

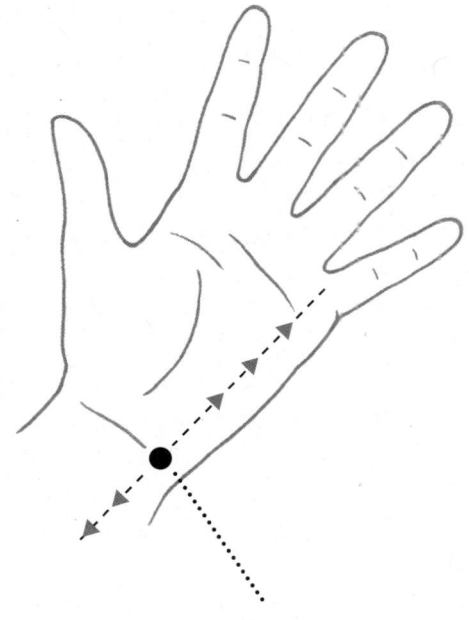

Herzheilungs-Punkt

Der fröhliche Reisende

Die Wirtschaftsflaute und die damit verbundenen Entlassungen und Ausgabenkürzungen hatten große Auswirkungen auf Abduls Leben und das seiner Familie gehabt. Abdul war Psychologe und hatte als Berater für verschiedene Behörden gearbeitet. Über viele Jahre hinweg hatte er immer einen sicheren Arbeitsplatz gehabt.

Nun konnte er nur noch befristete Verträge ergattern. Er wurde kaum zu Vorstellungsgesprächen für längerfristige Anstellungen eingeladen und die Zahl der Bewerber war höher als je zuvor. Durch die ständige Angst, den Stress und die Sorgen um die finanzielle Situation seiner Familie verbrachte Abdul manch schlaflose Nacht mit seinen unruhigen Gedanken. Das wirkte sich auch auf sein Familienleben aus und seine Kinder litten unter seiner neuerdings leicht aufbrausenden Art.

Abdul fand heraus, dass eine kleine Pause von seinen ständigen Sorgen – ein Kurzurlaub für den Geist quasi – mit Hilfe der Technik des Fröhlichen Reisenden seinen Stresslevel erheblich mindern konnte.

．．．

Glenda blickte auf ein Jahr voller Gesundheitsprobleme zurück. Sie war körperlich sehr aktiv und
hatte einen scharfen Verstand, darum wirkte sie
viel jünger als siebenundachtzig. Im Laufe eines
Jahres musste sie sich jedoch fünf Hüftoperatio-
nen unterziehen. Immer, wenn wieder eine Opera-
tion bevorstand, begab sie sich im Geiste an einen
ihrer Lieblingsorte, zum Ferienhaus ihrer Tochter,
von dem aus sich ein herrlicher Blick auf das
Wasser bot. Diese Übung half ihr dabei, ihre Gedanken zu beruhigen, sich körperlich zu entspannen und Frieden zu finden, was wiederum ihren
Genesungsprozess unterstützte.

．．．

Sie werden, genau wie Abdul, feststellen, dass sich
schon ein paar Minuten des Trostes, den Sie mit
Hilfe dieser Technik finden können, bei wiederhol-
ter Anwendung positiv auf Ihren Geist und Ihren
Körper auswirken.

UND SO GEHT'S

Nehmen Sie eine bequeme Position im Sitzen oder Liegen ein. Schließen Sie die Augen und legen Sie eine Hand auf Ihr Herz. Denken Sie an einen besonders glücklichen Moment in Ihrem Leben. Vielleicht an einen wunderbaren Spaziergang in der Natur; an Momente mit der Familie, Ihren Freunden oder Haustieren; einen besonders tollen Urlaub; die Geburt eines Kindes oder irgendein anderes, besonderes Ereignis aus Ihrem Leben. Tauchen Sie nun noch tiefer in diese Erinnerung ein: Führen Sie sich vor Augen, was Sie damals gesehen haben, erinnern Sie sich an die Klänge, die Sie gehört haben, und an die Gerüche; spüren Sie die Leichtigkeit, die Sie damals in Ihrem Körper und Ihrem Geist gefühlt haben. Während Sie so in Erinnerungen schwelgen, breitet sich vielleicht ein Lächeln in Ihrem Gesicht aus oder Sie spüren eine Wärme, die Ihren Körper durchflutet. Halten Sie sich vor Augen, dass es neben den schwierigen Augenblicken im Leben immer auch glückliche und inspirierende Momente gibt. Tauchen Sie wenigstens fünfmal am Tag in diese Erinnerung ein.

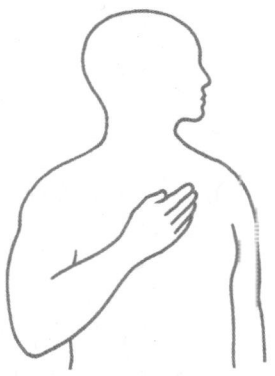

Das glückliche Herz

Wenn wir uns an glückliche, positive Momente erinnern, kann das unseren Blutdruck normalisieren und unsere Gehirnchemie stimulieren. Je mehr Zeit wir in einem glücklichen Geisteszustand verbringen, desto besser können wir Erkältungen und andere Krankheiten abwehren. Die positiven Auswirkungen dieser Übung summieren sich im Laufe der Zeit mit jeder Wiederholung.

Diese Entspannungsübung ist inspiriert von HeartMath. Mehr Informationen hierzu finden Sie unter www.heartmath.org.

TECHNIK 11
Gute Wünsche

*Probleme kann man niemals mit derselben
Denkweise lösen, durch die sie entstanden sind.*
ALBERT EINSTEIN

Von allen Übungen in diesem Buch ist diese wahrscheinlich die einfachste und zugleich schwierigste!

Die meisten von uns haben sich sicher schon einmal von jemandem betrogen gefühlt, gefolgt von emotionalem Leid. Vielleicht war dieser Jemand ein Mitarbeiter, der Sie ständig hintergangen hat, ein Familienmitglied, das Sie nicht mit einschließt, ein Chef, der Sie ignoriert oder Sie bewusst scheitern lässt oder ein Nachbar, der heimlich über Sie tratscht.

Jeder von uns ist schon einmal auf einen Menschen getroffen, der uns herausfordert. Manchmal schlagen wir zurück, manchmal gehen wir auf Rückzug, doch keine dieser Reaktionen hilft uns wirklich dabei, die Situation zu klären. Erst eine radikale Veränderung unserer Denkweise kann diese tief verwurzelten Muster durchbrechen und die einzige Person, die das in Gang setzen kann, sind Sie!

Es ist nicht schwer zu verstehen, wie man sich durch negative Gedanken, die sich auf eine andere Person konzentrieren, in Mustern der Wut und der Angst verfangen kann. Menschen, die sich von einem Drogenentzug erholen, kennen das nur zu gut; es ist ein Muster, das uns von unserer kreativen und positiven Seite abschneidet, genau wie von der kreativen und positiven Seite unseres Lebens. Ein solches Denken kann mit der Zeit sogar unserem Immunsystem schaden und das empfindliche Gleichgewicht der Hormone und Neurotransmitter stören, wodurch wir uns ziemlich „daneben" fühlen und unglücklich werden. Doch es gibt noch einen anderen Weg, mit negativen Gedanken umzugehen, einen Weg, der unsere Gesundheit und unser Wohlbefinden stärkt.

UND SO GEHT'S

Nehmen Sie sich zweimal am Tag, morgens nach dem Aufwachen und abends vor dem Einschlafen, einen Moment Zeit und schicken Sie positive Gedanken an die Person, auf die Sie sauer sind. Sie können einfach im Geiste sagen: „Ich wünsche dir alles Gute." Sie müssen die Person ja nicht gleich lieben und ihr Verhalten auch nicht billiger oder ihr verzeihen; probieren Sie einfach diese Technik aus. Dabei spielt es keine Rolle, ob Sie die Gedanken, die Sie verschicken, auch wirklich so meinen. Im Laufe der Zeit wird Ihnen die Übung immer leichter fallen und Sie werden sie aufrichtiger empfinden können. Dadurch wird Ihr Leben friedlicher werden. Es gibt ein buddhistisches Gebet, das den Gedanken gut zum Ausdruck bringt:

Ich wünsche dir Gutes,
so wie ich mir Gutes wünsche;
Ich wünsche dir Glück,
so wie ich mir Glück wünsche;
Ich wünsche dir Gesundheit,
so wie ich mir Gesundheit wünsche;
Ich wünsche dir Frieden,
so wie ich mir Frieden wünsche.

Wenn Sie ganz mutig sind, machen Sie die Übung auch tagsüber, nämlich immer dann, wenn Ihre Gedanken zu dieser Person oder zu der Situation abschweifen, die Ihnen emotional so zusetzt. Nach einiger Zeit werden Sie mit großer Wahrscheinlichkeit feststellen, dass Sie jetzt positiver denken und sich mehr und mehr von den ungesunden Gedanken und Gefühlen befreien, die Sie zuvor gefangen gehalten haben. Atmen Sie tief durch und spüren Sie, wie viel freier sich Körper und Geist nun anfühlen.

Wenn Sie das schaffen, sind Sie ein wirklich tapferer Mensch!

Auf den Punkt

FORT MIT DER ANGST

Der kleine Nathan wurde von Alpträumen geplagt. Er war drei Jahre alt, wachte jede Nacht auf und schrie vor Entsetzen. Seine Eltern waren mit ihrem Latein am Ende und wussten nicht mehr, wie sie ihm helfen sollten. Durch den Schlafmangel waren zudem alle äußerst angespannt.

An Nathans Ohrläppchen waren dort, wo das Ohr an den Kopf angewachsen ist, kleine wunde Risse zu sehen. Die Eltern hatten diese chronisch wunden Stellen ihrem Hausarzt gezeigt, der jedoch kein Akupunkteur war und somit nichts dazu sagen konnte. Ein guter Akupunkteur hätte sich Details wie dieses genau angesehen und es als verdächtiges Anzeichen für ein Problem betrachtet, das ansonsten vielleicht unbemerkt geblieben wäre.

Wie bereits erwähnt, gibt es im Ohr Akupunktur-Punkte, die mit anderen Körperstellen und auch Gefühlen zusammenhängen. Dieser spezielle Punkt steht für Ängste, wobei sich im rechten Ohr bewusste Ängste spiegeln, im linken dagegen unbewusste. Ich behandelte den kleinen Nathan mit einer „nadelfreien" Akupunktur. Nach nur einer Behandlung gehörten die Alpträume der Vergangenheit an.

• • •

Janice hatte viele Jahre lang in einem Familienunternehmen gearbeitet. Sie war das „Mädchen für alle und alles" und unterstützte die Besitzer, wo sie nur konnte. Während der letzten Jahre war ihr Stresslevel jedoch bedenklich angestiegen, nachdem ihr Vorgesetzter immer schwieriger und mürrischer geworden war. Obwohl Janice das Gefühl hatte, ihre Sache gut zu machen, schien ihr Chef immer irgendwelche Fehler in ihrer Arbeit zu entdecken, egal, wie sehr sie sich auch anstrengte. So begann sie, sich auf dem Arbeitsmarkt nach einer neuen Stelle umzusehen, doch das erwies sich als schwierig. An Janices Ohr waren trockene, raue Stellen zu sehen, genau dort, wo ich sie auch bei dem kleinen Nathan entdeckt hatte. Eine Behandlung dieses Bereichs des Ohrläppchens brachte Janice geistig und emotional wieder ins Gleichgewicht.

• • •

Manchmal erwachte Quinn morgens ganz verstört und empfand eine Mischung aus Angst und schleichender Depression. Für ihn war das Kneifen und Massieren der Ohrläppchen eine große Hilfe, um seine Gefühle zu beruhigen und sich dem Alltag zu stellen.

UND SO GEHT'S

Kneifen Sie mit Daumen und Zeigefinger Ihr Ohrläppchen an der Stelle, wo es an den Kopf angewachsen ist. Rollen Sie die Haut beider Ohrläppchen zwischen Ihren Fingern mit kleinen Kreisbewegungen hin und her. Massieren Sie die Stellen besonders kräftig, spüren Sie den angenehmen Schmerz, aber kneifen Sie nicht so hart zu, dass Sie davon blaue Flecken bekommen. Massieren Sie Ihre Ohrläppchen ein oder zwei Minuten lang oder solange es sich für Sie stimmig anfühlt. Machen Sie die Übung, so oft Sie mögen.

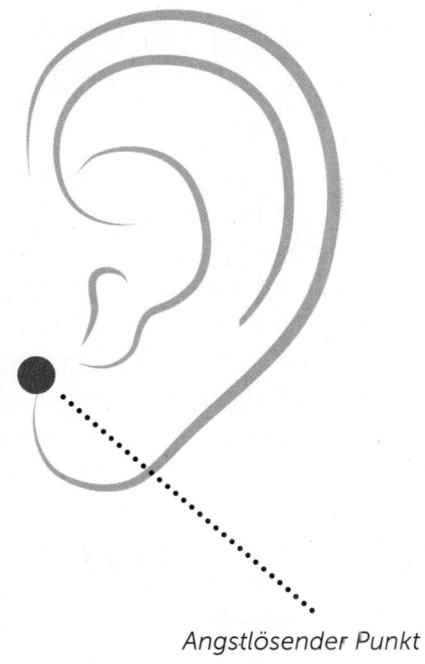

Angstlösender Punkt

Meeresrauschen-Atmung

Manchmal wachte Kyle morgens mit starken Angstzuständen auf, dann war er unfähig, sich für den Tag fertig zu machen. Er sagte: „Das fühlt sich an wie physische Angst, mein Herz rast und mein Körper fühlt sich schlapp, als zittere er vor Angst." Kyle fand die Meeresrauschen-Atmung sehr hilfreich; er spürte, wie sein ganzer Körper zur Ruhe kam und sein Herzschlag sich normalisierte. Er berichtete mir: „Ich empfinde ein allumfassendes Gefühl der Ruhe und bin immer ganz erstaunt, wie schnell sich mein Befinden dadurch verbessert."

Können Sie sich an einen hitzigen Streit aus Ihrer Vergangenheit erinnern? Wissen Sie noch, wie sich Ihr Körper angespannt hat, wenn jemand Sie beleidigte, wenn Sie sich nicht gehört fühlten oder glaubten, man würde Sie lediglich dulden? Unser Geist neigt dazu, einen solchen Streit wieder und wieder durchzuspielen und unser geniales Gehirn findet immer schneidigere Antworten für die nächste Runde. Oder aber wir sind von der Situation völlig erschlagen und wollen uns nur verkriechen und unter einer Decke zusammenrollen. Es gibt eine Technik, mit deren Hilfe Sie diesem Teufelskreis der Anspannung, der entsteht, wenn Sie die ganze Zeit mit sich selbst oder anderen Menschen streiten, entkommen. Diese äußerst beruhigende Atemtechnik, die Meeresrauschen-Atmung, hat ihren Namen von dem sanften Rauschen, das man hört, wenn man auf diese spezielle Weise atmet.

UND SO GEHT'S

Spannen Sie ganz sanft Ihren hinteren Hals an, so als wollten Sie flüstern, und atmen Sie langsam und ohne Druck ein und aus. Dadurch wird die Luftmenge, die in Ihre Lungen strömt, reduziert. Sie hören ein Geräusch, das wie Meeresrauschen klingt. Jetzt atmen Sie langsam durch die Nase ein und aus, wobei Ein- und Ausatmen etwa gleich lang sein sollten. Sie können im Geiste von eins bis fünf zählen, während Sie einatmen, und wieder von eins bis fünf beim Ausatmen. Atmen Sie zuerst durch die Nase ein und füllen Sie Ihren Bauch mit Luft. Dann atmen Sie in umgekehrter Reihenfolge aus – lassen Sie zuerst die Luft aus Ihrer Lunge und dann aus Ihrem Bauch strömen. Beginnen Sie von vorn und führen Sie die Übung etwa weitere drei Minuten lang fort.

Diese Art der Atmung wird sowohl von Yoga- als auch von taoistischen Meistern während der Meditation angewandt und kann Ihnen helfen, Ihre Gedanken zu verlangsamen. Wenn Sie sich bei dieser Art von Atmung unwohl fühlen, weil Sie glauben, nicht genug Luft zu bekommen, dann arbeiten Sie mit zu viel Druck. Entspannen Sie sich etwas mehr und erlauben Sie sich, mehr Luft in Ihren Körper strömen zu lassen.

Durch diese Art der Atmung gelangt nicht nur mehr Sauerstoff in Ihre Zellen und Ihr Gehirn, sie hilft Ihnen auch dabei, besser im gegenwärtigen Moment zu verweilen und Ihre Gedanken ins Gleichgewicht zu bringen. Vielleicht spüren Sie ja ein sanftes, angenehmes Kribbeln im Körper; das deutet auf einen verbesserten Energiefluss hin.

ZUSAMMENFASSUNG DER TECHNIK:

- Spannen Sie sanft Ihren hinteren Hals an.
- Atmen Sie langsam durch die Nase ein und zählen Sie dabei von eins bis fünf. Atmen Sie zuerst in den Bauch, dann in die Brust.

- Atmen Sie langsam durch die Nase aus und zählen Sie dabei von eins bis fünf. Atmen Sie zunächst aus der Brust, dann aus dem Bauch aus.
- Achten Sie auf den Klang und die beruhigenden Wellen Ihres Atems, die aus Ihnen heraus und in Sie hineinströmen und Sie dabei mit lebenspendendem Sauerstoff versorgen, der Ihr Gehirn und Ihren Körper nährt.

Auf den Kopf gestellt

Wenn du eine neue Perspektive auf das Leben haben willst, neige einfach den Kopf.
ANONYMUS

Diese Übung ist nur etwas für diejenigen von uns, die körperlich sehr gesund sind, regelmäßig Sport machen, sehr gelenkig sind und über ein gesundes Kreislaufsystem verfügen. Sollten Sie irgendwelche Gesundheitsprobleme haben, konsultieren Sie bitte einen Arzt, bevor Sie diese Haltung einnehmen. Diese Übung kann Ihre geistige Perspektive verschieben. Außerdem steigert sie die Versorgung Ihres Gehirns mit Blut und Sauerstoff.

UND SO GEHT'S

Setzen Sie sich bequem auf einen Stuhl, die Beine weit gespreizt. Lehnen Sie langsam Ihren Oberkörper nach vorn, bis Ihre Brust auf den Oberschenkeln zum Liegen kommt. Lassen Sie die Arme einfach hängen. Senken Sie den Kopf immer weiter, bis er zwischen den Knien ganz nach unten hängt.

Erzwingen Sie nichts – es muss ganz leicht gehen! Nun schauen Sie sich mit herabhängendem Kopf in Ihrer Umgebung um. Sehen Sie den Tisch, der auf dem Kopf steht, und die Bäume, die von der Decke hängen, oder die Wolken unter Ihnen? Wie viel anders die Welt doch erscheint, wenn sie auf dem Kopf steht! Ihre Umgebung verändert sich radikal und das Gewöhnliche ist plötzlich unvertraut.

Denken Sie aus dieser Perspektive heraus an die Dinge, die Ihnen Stress bereiten. Haben sie immer noch die gleiche Wirkung auf Sie oder fühlen sie sich jetzt irgendwie anders an?

Verharren Sie in dieser Position, solange Sie sich damit wohlfühlen, vielleicht dreißig Sekunden lang. Nun heben Sie ganz sanft und langsam den Kopf und den Oberkörper wieder an. Keine Eile mit dem

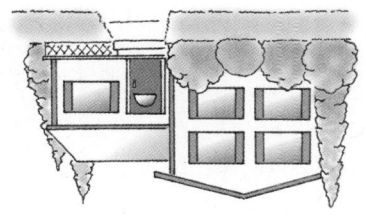

Aufstehen, lassen Sie sich genug Zeit, sich wieder zu orientieren. Die Welt einmal auf den Kopf gestellt zu betrachten, kann uns einen gänzlich neuen Blick auf unser Leben geben. Nehmen Sie sich ein paar Momente Zeit, um ein Gefühl dafür zu bekommen, inwiefern dieses Erlebnis Ihre Perspektive verändert hat.

Großmutters Weisheiten

*Dass die Vögel der Sorge und des Kummers über
deinem Haupt fliegen, kannst du nicht ändern.
Aber dass sie Nester in deinem Haar bauen, das
kannst du verhindern.*

CHINESISCHES SPRICHWORT

Die Erkenntnis, dass viele unserer Entscheidungen
von Angst motiviert sind, ist ein wichtiger Schritt zur
Auflösung eines Stress verursachenden Musters.

Jede Veränderung unserer Routinen kann Wach-
samkeit und Stress in uns hervorrufen. Vielleicht
haben wir im Job ein neues Aufgabengebiet zugeteilt
bekommen, es gibt Unstimmigkeiten mit einem Angehörigen oder Freund, die Reifen müssen gewech-
selt werden, im Supermarkt gibt es unser Lieblings-
produkt nicht mehr oder der Kontostand ist niedrig
– unser Nervensystem reagiert mit Anspannung.
Das Alarmsystem unseres Gehirns gibt roten Alarm
und uns bleibt nur ein Sekundenbruchteil, um zu
entscheiden, ob wir in den Anpassungsmodus oder

den Stress-, Angst- oder Ärgermodus übergehen. Unsere Reaktion hängt natürlich zu einem Großteil von unserem aktuellen Stresslevel sowie von unseren bisherigen Erfahrungen ab. Jeder von uns hat schon erlebt, dass ein kleiner Auslöser eine riesige, reflexartige Reaktion nach sich ziehen kann: Wir gehen auf Rückzug, werden wütend oder brechen in Tränen aus.

Zum Glück gibt es einige Tricks, durch die sich unser Nervensystem schnell wieder beruhigen lässt.

UND SO GEHT'S

Wenn Sie merken, dass Sie heftig und sehr negativ auf etwas reagieren, sei es nur innerlich (panische Gedanken) oder auch äußerlich (barsche Worte oder emotionale Zusammenbrüche), dann atmen Sie einmal tief durch, sehen Sie sich um und lenken Sie Ihre Aufmerksamkeit auf Ihre Umgebung. Werden Sie sich bewusst, dass alles an seinem Platz ist. Die Bäume wachsen dort, wo sie schon immer waren, die Autos fahren genauso wie sonst auch, Fußgänger sind irgendwohin unterwegs und die Vögel fliegen über Ihrem Kopf genau wie zuvor, als das Leben noch ruhiger war. Jetzt wählen Sie aus der unteren Liste ein kluges Sprichwort oder eine Redensart aus, die Ihnen für diesen Moment passend erscheint; wählen Sie ganz intuitiv, denken Sie nicht zu viel darüber nach. Dann überlegen Sie kurz, welche Bedeutung diese Redensart in diesem Moment für Ihr Leben hat. Woran erinnert sie Sie und inwiefern ist sie hilfreich? Ihnen geht ein Sprichwort durch den Kopf, das Sie von Ihren Eltern, Großeltern oder irgendjemand anderem kennen? Dann nehmen Sie dieses! Was bedeutet es für Ihre gegenwärtige Situation?

BEISPIEL-WEISHEITEN

Wie wichtig ist das schon?
Auch nach der finstersten Nacht geht die Sonne wieder auf!
Das Leben geht weiter.
Wunder geschehen.
Dein Wille geschehe.
Nicht meine Verantwortung.
Leben und leben lassen.
Die Liebe siegt.
Auch das geht vorbei.
Erklimme den Berg (das unüberwindbare Problem), immer einen Schritt nach dem anderen.
Immer sachte.
Einfach loslassen.

Das tibetische Lächeln

DANKBARKEIT IST DIE MUTTER SPIRITUELLEN WACHSTUMS

Phil ging es nicht gut. Seine Ärzte hatten schlechte Nachrichten für ihn gehabt: Er war sehr krank. Er war durcheinander und spürte, wie sich seine Muskeln in ängstlicher Erwartung seines Behandlungsplans anspannten. Sein Sympathikus, der für die Entscheidung Kampf-oder-Flucht verantwortlich ist, war übersteuert. Phil war klar, dass nur ein entspannter Körper eine Krankheit überwinden konnte, und er erinnerte sich an die Meditation „Das tibetische Lächeln", die er vor einiger Zeit gelernt hatte. Er machte diese Meditation nun täglich und das half ihm, den durch die Krankheit bedingten Stress besser zu bewältigen und rascher zu genesen.

• • •

Dankbarkeit verbindet uns mit den positiven Aspekten unseres Lebens. Sie fördert spirituelles

Wachstum und holt uns aus unserem Loch des Selbstmitleids heraus. Therapeuten und spirituelle Führer empfehlen Dankbarkeit als Übung zur Selbstheilung, die Geist und Seele miteinander verbindet. Normalerweise bedanken wir uns für Dinge außerhalb unserer Selbst, für unsere Familien und Freunde, das Dach über dem Kopf und Nahrung oder ganz allgemein dafür, dass wir in Sicherheit leben und es uns gut geht.

Es gibt jedoch ein wunderbares tibetisches Gebet, das uns dazu einlädt, unseren Blick nach innen zu richten und den Bestandteilen unseres Geistes und Körpers Dankbarkeit zu erweisen. Das stärkt unser Immunsystem, steigert die Blutversorgung in den Bereichen, auf die wir uns konzentrieren, es beruhigt uns und hebt unsere Stimmung. Bei regelmäßiger Anwendung kann die Gesundheit ungemein von dieser Meditation profitieren.

UND SO GEHT'S

Machen Sie es sich dort, wo Sie gerade sind, bequem. Atmen Sie einmal tief und entspannt ein und versorgen Sie Ihren Körper so mit Sauerstoff. Nun lassen Sie den Atem sanft wieder ausströmen. Diese Technik hilft Ihnen dabei, sich auf die einzel-

nen Körperteile zu konzentrieren, ihnen beim Einatmen Dankbarkeit zu erweisen und ihnen mit dem
Ausatmen ein heilsames Lächeln zu schenken.

HIER EIN BEISPIEL:

*Mit meinem Einatmen danke ich meinen Augen,
mit meinem Ausatmen schenke ich ihnen ein
Lächeln.*

*Mit meinem Einatmen danke ich meinen Ohren,
mit meinem Ausatmen schenke ich ihnen ein
Lächeln.*

*Mit meinem Einatmen danke ich meinem Herzen,
mit meinem Ausatmen schenke ich ihm ein
Lächeln.*

*Mit meinem Einatmen danke ich meinem Gehirn,
mit meinem Ausatmen schenke ich ihm ein
Lächeln.*

Sie können beim Rezitieren dieses Gebetes einem
Muster folgen, z.B. von Kopf bis Fuß, oder Sie
folgen einfach spontan Ihrer Inspiration und gehen
im Geiste alle Organe ab, die Ihnen in den Sinn
kommen. Bedenken Sie vor allem diejenigen Körperteile, die im Moment nicht ganz gesund sind. Es
gibt kein richtig oder falsch bei dieser Übung.

Ausatmen

Darius, ein IT-Spezialist Mitte zwanzig und bei der Stadtverwaltung angestellt, war ziemlich gestresst. Er konnte sich nicht konzentrieren und hatte das Gefühl, als liege ein schwerer Stein auf seiner Brust. Früher hatte er seine Arbeit geliebt, damals hatte er noch einen tollen Chef gehabt und das Arbeitsverhältnis beruhte auf gegenseitigem Vertrauen. Inzwischen hatte er eine neue Chefin und diese hatte neue Regeln eingeführt, die Darius einschränkten. Sie kontrollierte streng seine Arbeit und seinen Aufenthaltsort. Darius hatte darüber das Interesse an seiner Arbeit verloren und spielte im Geiste immer wieder ihre unangenehmen Begegnungen durch. Er war ein Nervenbündel und es fiel ihm schwer, seine Aufgaben zu erledigen.

Darius probierte die folgende Entspannungsübung aus, was ihm half, seinen Geist zur Ruhe zu bringen und sich körperlich zu entspannen, sodass er seiner neuen Chefin fortan sachlicher begegnen konnte.

• • •

Diese Übung ist sehr einfach. Sie können sie, wie alle anderen Entspannungsübungen für den Geist, überall und jederzeit durchführen (es sei denn, Sie fahren gerade Auto oder bedienen schweres Gerät!)

UND SO GEHT'S

Führen Sie einen mentalen Body-Scan durch. Beginnen Sie dabei mit dem Kopf und dem Gesicht, beobachten Sie, ob Sie irgendwelche Verspannungen wahrnehmen, ohne daran festzuhalten oder sie zu bewerten. Verfahren Sie genauso mit allen anderen Körperteilen: dem Hals, den Armen, der Brust, dem Bauch, den Hüften, den Oberschenkeln und den Waden und schließlich mit den Fußgelenken, den Füßen und den Zehen. Erlauben Sie währenddessen Ihrem Atem, ganz sanft in Ihren Körper ein- und wieder auszuströmen.

Nun folgen Sie der Spur Ihres Body-Scans noch einmal und achten dieses Mal vor allem auf Ihre Atmung; achten Sie dabei besonders auf das Ausatmen. Lösen Sie mit jedem sanften Ausatmen die Muskelspannung in den jeweiligen Bereichen.

HIER EIN BEISPIEL:

Einatmen, dann ausatmen und die Spannung
  im oberen Kopfbereich lösen;
einatmen, dann ausatmen und die Spannung
  im Kieferbereich lösen;
einatmen, dann ausatmen und die Spannung
  im Augenbereich lösen;

und so weiter...

Lösen Sie die Anspannung in jeder Muskelgruppe, die Ihnen in den Sinn kommt, und beobachten Sie, wie sich der jeweilige Bereich Ihres Körpers dabei entspannt.

Können Sie sich vorstellen, wie viel mentale und physische Energie nötig war, um diese Anspannungen zu halten?

Versuch's mal mit Gelassenheit!

Vielleicht haben Sie schon Erfahrung mit Gebeten, vielleicht sind Sie auch ein Anfänger, in jedem Fall gibt es Zeiten im Leben, in denen wir das Bedürfnis haben, uns an eine Kraft außerhalb unserer Selbst zu wenden. Das Gelassenheits-Gebet hat schon Millionen Menschen Trost gespendet, darunter vielen Menschen, die sich von einem Substanzmissbrauch erholen, Gläubige wie auch Ungläubige.

UND SO GEHT'S

Dieses Gebet beginnt zwar traditionell mit dem Wort „Gott", es steht Ihnen jedoch völlig frei, an wen oder was Sie es richten wollen: die „Quelle", „meine höhere Macht", „das große Tao", Gott, Göttin oder einfach an die Natur. Sie können es auch an nichts und niemanden oder an die Luft um Sie herum richten, wenn Sie sich damit wohler fühlen. Ich schreibe dieses Gebet manchmal auch auf Klebezettel und hänge sie überall im Haus auf.

GELASSENHEITS-GEBET

Gott, gib mir die Gelassenheit,
Dinge hinzunehmen, die ich nicht ändern kann,
den Mut, Dinge zu ändern, die ich ändern kann,
und die Weisheit, das eine vom anderen zu
   unterscheiden.

Mir gefällt auch dieser Zusatz der Anonymen Co-Abhängigen:

Gib mir Geduld für die Veränderungen, die einige
   Zeit brauchen,
Wertschätzung für alles, was ich habe,
Toleranz für diejenigen, die mit anderen Dingen
   zu kämpfen haben,
und die Kraft, wieder aufzustehen und es erneut
   zu versuchen,
immer einen Tag nach dem anderen.

Verblendungen oder „Der Splitter im Auge des anderen"

Manche Menschen sind einfach lästig. Mir fällt eine Handvoll Leute ein, die sind regelrecht nervig. Nicht zu vergessen diejenigen, die überhaupt keine Manieren haben und mich mit ihren Worten und Taten ständig provozieren.

<small>ANONYMUS</small>

Kennen Sie das? Nach einer Begegnung mit Menschen oder Situationen wie den oben beschriebenen schaltet Ihr Gehirn immer wieder auf Wiederholung und spult die unangenehmen Szenen in einem fort ab. Haben solche Verhaltensweisen vielleicht bei Ihnen eine emotionale Reaktion ausgelöst? Psychologen zufolge sind mental-emotionale Auslöser genau die Urteile, die wir über uns selbst verhängen, derer wir uns jedoch nicht bewusst sind. Diese Selbsturteile liegen in unserem Unterbewusstsein verborgen und sind in der Regel eben keine zutreffenden Aussagen über uns. Der

Prozess, bei dem wir uns dieser falschen Glaubenssysteme bewusst werden, nennt sich „Schattenarbeit" und beinhaltet, dass wir unsere „verborgenen" Charakterzüge aus dem Schatten „ziehen", der sie unsichtbar macht, um sie uns bewusst zu machen.

Das ist wie der Blick in den Spiegel und die Erkenntnis, dass das Bild, das wir dort sehen, keineswegs unser echter Körper ist, sondern nur ein flaches, zweidimensionales Spiegelbild. Unser echter Körper ist viel vollkommener, schöner und voller Lebendigkeit und Tiefe. Wenn wir unsere negativen Gedanken und Urteile loslassen, können wir unser Leben viel friedvoller und intensiver leben. Wenn wir aufhören, uns selbst und andere so streng zu beurteilen, können wir uns selbst viel besser akzeptieren, wodurch sich wie von Zauberhand auch unser Blick auf die anderen verändert. Anstatt emotional zu reagieren und andere für unsere Gedanken verantwortlich zu machen, können wir Menschen endlich so sehen, wie sie eigentlich sind, und projizieren nicht länger unsere Meinungen auf sie. Das ist sehr befreiend und macht in unserem Geist viel Raum für Kreativität und Freude frei.

Robert Johnson (ein Psychologe der Jungianischen Tradition und nicht zu verwechseln mit dem

Bluesmusiker desselben Namens) hat viele Bücher darüber geschrieben, wie wir unsere eigenen Schatten in Besitz nehmen können. Auch Marion Woodman und Robert Bly sind bekannt für ihre Bücher und Seminare zur Schattenarbeit.

Interessanterweise besteht der schwierigste Teil der Schattenarbeit nicht etwa darin, uns unserer negativen Eigenschaften und Urteile bewusst zu werden, sondern in der Bewusstwerdung all der positiven Eigenschaften und Talente, die wir verdrängt haben.

Emotionale Auslöser sind demnach eigentlich ein Geschenk, denn sie enthüllen uns, was im Schatten unserer Psyche verborgen liegt. Wenn das Verhalten eines Anderen etwas in uns auslöst, dann heißt das nicht, dass wir genauso sind wie die betreffende Person oder dass wir ihr Verhalten billigen oder verzeihen müssten. Es heißt lediglich, dass wir es ablehnen können, ohne dass gleich unser Blutdruck steigt, sich unser Puls beschleunigt und unser Immunsystem geschwächt wird. Es bedeutet, dass unsere mentale Energie mehr Zeit und Raum für positive Beschäftigungen bekommt, die unser Leben verbessern, unsere Kreativität steigern und die Reise unserer Seele unterstützen.

Dennoch eine Warnung, die ich wichtig finde: Andere für ihr negatives und herausforderndes Verhalten zu verurteilen, beinhaltet keineswegs, dass Sie auch nur irgendeine Form des Missbrauchs – sei es verbaler, psychischer oder physischer Missbrauch – akzeptieren müssen. Denken Sie auf keinen Fall, Sie müssten diese Sache einfach nur verarbeiten und alles sei gut und Sie hätten keine Probleme mehr. Missbrauch ist absolut nicht tolerierbar und ein guter Therapeut kann Ihnen helfen, mehr Klarheit in Ihre Situation zu bringen und den richtigen Weg zur Heilung zu finden.

UND SO GEHT'S

Sie brauchen folgende Hilfsmittel:
- Eine ordentliche Portion Ehrlichkeit mit sich selbst
- Einen Stift
- Ein Blatt liniertes Papier (Sie können auch die Buchseite am Ende dieser Übung benutzen)

Teilen Sie Ihr Blatt Papier in zwei Spalten ein. Schreiben Sie auf die linke Seite Ihre Klagen über eine bestimmte Person oder Situation. Setzen Sie jeden Punkt auf eine extra Zeile und schreiben Sie auf, was

Ihnen nicht gefällt oder etwas in Ihnen auslöst. In der rechten Spalte schreiben Sie zu jedem Punkt auf, ob Sie sich selbst schon einmal ähnlich verhalten haben (siehe Beispiel auf Seite 91/92).

Bei dieser Liste geht es nicht darum, dass Sie sich wegen Ihrer Handlungen schuldig fühlen oder darum, dass Sie das Verhalten einer Person oder eine unangenehme Situation hinnehmen. Vielleicht haben Sie nur eine ganz kleine Neigung zu diesen Verhaltensweisen, die aber genügt, um eine Reaktion auszulösen. Darum dient diese Liste lediglich als Erinnerung daran, dass wir alle nur Menschen sind, dass wir alle in irgendwelchen Verhaltensmustern und Denkweisen gefangen sind, die nicht immer mitfühlend und positiv sind. Wenn wir uns mit unseren Auslösern auseinandersetzen, hilft uns das, ruhiger zu werden, selbst dann, wenn wir mit einer Situation nicht einverstanden sind. Wir müssen diese alten Filme ja nicht immer wieder abspielen, vielmehr können wir Teile unserer Schatten auflösen und Abneigungen, die uns nur selbst schaden, abbauen.

Wenn etwas uns so aufwühlt, dann können wir das als Chance nutzen, fehlerhafte Überzeugungen über uns selbst aufzuspüren. Wir alle haben uns in der Vergangenheit, vielleicht als wir noch klein und leicht zu beeindrucken waren, tiefe Überzeugungen über uns selbst angeeignet, die sehr wahrscheinlich gar nicht zutreffen. Sich dessen bewusst zu werden, kann uns dabei helfen, dieses fehlerhafte Programm, das in unserem Unterbewusstsein abläuft, zu reparieren.

Je öfter Sie diese Übung machen, desto deutlicher werden Ihnen die Veränderungen in Ihrer Denkweise auffallen. Denken Sie immer daran, dass das, was andere Menschen tun oder sagen, nichts mit Ihnen zu tun hat, sondern nur mit ihnen selbst und ihrer Denkweise. Wie meine Mentorin Ruth immer sagt: „Was andere über mich denken, ist deren Problem." Sobald Sie diese Übung gemacht haben, werden Sie sich von der Richtigkeit dieser Einstellung überzeugen können.

HIER EIN BEISPIEL:

Sie hat mich nicht gegrüßt.	*Beim Familientreffen habe ich meine Schwägerin nicht gegrüßt.*
Er unterbricht mich ständig.	*Meine Freundin hat sich beschwert, ich würde sie ständig unterbrechen.*

Sie tratscht.	*Ich habe auch manchmal über andere geredet.*
Er ist tyrannisch.	*Manchmal habe ich meine Kinder ziemlich gegängelt.*
Sie ist so geizig.	*Ich habe Verwandten, die Geld brauchten, keines gegeben.*

MEINE LISTE

_____	_____
_____	_____
_____	_____
_____	_____
_____	_____
_____	_____
_____	_____
_____	_____

Entscheidungen über Entscheidungen

Eine Entscheidung treffen zu müssen, kann manchmal eine ziemliche Qual sein! Wenn wir entscheiden müssen, was wir mit unserer Freizeit anfangen, was wir essen, ob wir den großen Schritt einer räumlichen Veränderung wagen, eine neue Stelle annehmen, eine Beziehung beenden oder uns einer medizinischen Behandlung unterziehen sollen, kann das schon mal eine beträchtliche Menge unserer kostbaren Energie verschlingen und all unsere Gedanken in Bann halten. Besonders anstrengend sind Entscheidungen, bei denen viel auf dem Spiel steht.

Unsere Gedanken drehen sich so um sich selbst, dass wir den gegenwärtigen Moment gar nicht mehr wahrnehmen und weder mit uns selbst noch mit unserer Umgebung in Kontakt sind. Wir fühlen uns erschöpft und sind manchmal sogar vergesslich.

Einige von uns neigen dazu, Entscheidungen zu rasch zu treffen, wohingegen andere die Pros und Kontras so lange gegeneinander abwägen, bis der

Zug schließlich abgefahren ist. Die Fähigkeit, Entscheidungen zu treffen, kann durch unsere genetische Programmierung bestimmt sein, aber auch unsere Umwelt spielt dabei eine wichtige Rolle. Manchmal wird unsere Entscheidungsfähigkeit auch durch eine Schilddrüsenunterfunktion oder durch einen von Allergien, Drogen oder Umwelteinflüssen belasteten Verstand beeinträchtigt.

Manchmal stehen wir vor einer Entscheidung und glauben, dass wir eine von zwei Möglichkeiten wählen müssen, obwohl uns bei näherer Betrachtung vielleicht noch viel mehr Möglichkeiten zur Verfügung stehen. Ein kleines Brainstorming kann dabei helfen, sich der vielen weiteren Optionen neben einem „Ja" oder „Nein" bewusst zu werden.

So eine langwierige Entscheidungsfindung kann zuweilen einen beträchtlichen Teil unserer Energie verschlingen und ich habe eine Menge Klienten, die mich nur deshalb aufsuchen, weil sie Hilfe bei der Entscheidungsfindung benötigen. Sicher kennen Sie das Gefühl, wenn Sie endlich einen Entschluss gefasst haben; es ist, als würde eine große Last von Ihren Schultern genommen, Sie fühlen sich wie befreit und haben wieder Energie, um im Leben weiter zu gehen.

Die besten Entscheidungen kommen von Herzen. In unserer westlichen Gesellschaft legt man sehr viel Wert auf höheres Denken und Vernunft und ohne Zweifel kann es nie schaden, möglichst viele Informationen über eine Sache zu sammeln, bevor man sich entscheidet. Doch ist der „Gedankenbehälter" zur Genüge mit Informationen gefüllt, wird es Zeit, unsere Aufmerksamkeit vom Verstand wegzulenken und unserem Herzen und unserem Bauch zu lauschen, was sie dazu zu sagen haben

UND SO GEHT'S

- Versichern Sie sich, dass Sie sich über die Konsequenzen Ihrer Entscheidung im Klaren sind und ausreichend Informationen zusammengetragen haben.
- Wenden Sie eine der anderen Techniken aus diesem Buch (z.B. das Atmen im Quadrat) an, um sich gedanklich und körperlich zu erden und zu zentrieren.
- Jetzt legen Sie die Hand auf Ihr Herz und schließen Sie die Augen.
- Gehen Sie im Geiste alle möglichen Lösungen durch, eine nach der anderen, und achten Sie dabei genau auf Ihren Körper.

Wie fühlt sich Ihr Körper bei den einzelnen Möglichkeiten an? Gut, zufrieden, freudig oder entspannt? Das wäre ein deutlicher Hinweis darauf, dass Ihre Entscheidung richtig ist. Oder spüren Sie eine gewisse Unsicherheit, Vorbehalte oder eine Verschlechterung Ihrer Stimmung oder Ihres körperlichen Energielevels? Das würde auf ein klares „Nein" hindeuten oder Sie zumindest mahnen, Ihre Entscheidung noch einmal zu überdenken. Wenn

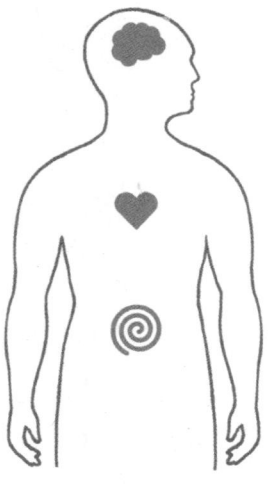

Kopf, Herz, Bauch

Ihr Körper Ihnen Unbehagen signalisiert, versucht er eindeutig, Ihnen etwas mitzuteilen. Diese Entscheidungsoption sollten Sie besser fallen lassen.

Es besteht natürlich die Gefahr, dass wir mit dieser Methode immer die einfachste Entscheidung treffen, doch sobald Sie sich mit dem Prozess vertraut gemacht haben, werden Sie feststellen, dass Ihr Körper-Geist sich eigentlich nie für die einfachste Lösung entscheidet. Vielmehr wird er Ihnen helfen, Entscheidungen zu treffen, die Ihr Leben verbessern und Ihre „Seelenreise" auf irgendeine Weise ergänzen, auch wenn damit mehr Aufwand, Arbeit oder Unbequemlichkeiten verbunden sind. Wenn Sie bei der Entscheidungsfindung Ihren Körper zu Rate ziehen, kann Sie die am Ende getroffene Entscheidung im Leben weit voranbringen und Ihr Menschsein unschätzbar bereichern. Darin liegt die Schönheit eines Weges, den uns das Herz gewiesen hat.

TEIL II

Theorie und Hintergründe der Techniken

Die Verbindung zwischen Körper und Geist

Seit dem Zeitalter der Aufklärung bereitet die Verbindung zwischen Geist und Körper der westlichen Welt Kopfzerbrechen. Viele Menschen wissen gar nicht, dass es eine Debatte um diese Verbindung gibt und der Geist tatsächlich mit dem Körper interagiert. Doch die moderne Forschung ist fasziniert von der Verbindung und Interaktion zwischen Körper und Geist, und immer mehr Menschen beginnen zu verstehen, was Heiler aus aller Welt, vor allem aus dem chinesischen Raum und anderen asiatischen und alten Kulturen, bereits seit Jahrhunderten wissen: dass Körper und Geist eng miteinander verbunden sind.

Die meisten westlichen Ärzte behandeln Körper und Geist zwar nach wie vor so, als wären sie getrennte Systeme, doch die neuesten wissenschaftlichen Beweise zeigen deutlich, wie eng sie miteinander verbunden sind und wie sie über ein engmaschiges Kommunikationsnetzwerk, ähnlich einer Gegensprechanlage oder einem Walkie-Talkie, Informationen miteinander austauschen. Im Körper geschieht rein gar nichts, ohne dass der

Geist davon erfährt und auf die erhaltenen Informationen reagiert – und umgekehrt.

Stellen Sie sich zwei Streifen Isolierband vor, die mit den Klebeseiten aneinander geklebt sind. Es ist so gut wie unmöglich, sie voneinander zu trennen. Zieht man an dem einen Streifen, löst dieser sich nicht etwa von dem anderen, sondern bewegt sich mit ihm. Genauso muss man sich auch die Verbindung zwischen Körper und Geist vorstellen. Unser Geist verarbeitet permanent diverse Sinneseindrücke und andere Daten, ohne dass wir davon etwas mitbekommen. Ein Beispiel: Wie wir wissen, spielt sich 90 Prozent unserer Kommunikation auf einer nonverbalen Ebene ab, und Körper und Geist sind in der Lage, diese Signale unabhängig von unserem bewussten Denken zu interpretieren. So geschieht es, dass wir, wenn wir jemandem zuhören, unbewusst wahrnehmen, ob der Tonfall, die Haltung und der Gesichtsausdruck dieser Person zu dem Gesagten passen oder nicht. Passen die gesprochenen Worte nicht zu den nonverbalen Hinweisen, löst das Verwirrung und Unbehagen aus.

Unser Unterbewusstsein beobachtet diese nonverbalen Hinweise wie ein Wachhund, informiert unsere Drüsen und Organe darüber und löst so eine Kaskade von Körperreaktionen aus, die unser

Immunsystem und unsere Befindlichkeit entweder anregen oder aber Unwohlsein hervorrufen, je nach Art des Inputs. Eine anhaltend ungelöste, negative oder verwirrende Kommunikation, besonders mit den wichtigen Menschen in unserem Leben, ruft negative Gefühle hervor und kann sogar unser Immunsystem schwächen, wodurch wir anfälliger für Krankheiten werden. Die Angst vor einer unmittelbaren Bedrohung aktiviert unsere Nebennieren, die dann Hormone zur Verbesserung unserer Ausdauer ausschütten und uns auf den bevorstehenden Kampf vorbereiten – aber nur vorübergehend! Langfristig führt eine durch körperliche oder psychische Bedrohungen bedingte Stress-Überlastung zu einer Beeinträchtigung der Nebennierenfunktion, was wiederum allgemeine Müdigkeit, Schlafstörungen, Erschöpfung und Bewältigungsdefizite hervorruft.

Die Wissenschaftlerin Candace Pert versucht, mit ihrer Arbeit zu beweisen, dass der Geist das hormonelle Gleichgewicht im Körper beeinflusst und dass positive Erlebnisse Wohlbefinden auslösen und das Immunsystem stärken. Der Wissenschaftler und Forscher Dr. Bruce Lipton beschreibt in seinem Buch „Intelligente Zellen: Wie unsere Erfahrungen unsere Gene steuern" sehr eindrücklich die Auswirkungen unserer Gedanken und Gefühle auf den genetischen Code. Tatsächlich wurde unsere frühere Vorstellung davon, dass Gene Bestandteile eines feststehenden und in sich geschlossenen Systems sind und wie ein Lichtschalter bei der Geburt aktiviert werden, in den letzten Jahren von einem wesentlich plastischeren Modell abgelöst. Wie wir inzwischen wissen, nehmen unsere Lebenserfahrungen, unsere Ernährung und unsere Denkweisen Einfluss darauf, welche Gene durch unsere genetische Programmierung aktiviert werden und welche inaktiv bleiben.

Medizinische Forschungen haben außerdem belegt, dass lebensbedrohliche Krankheiten oft nach einer Häufung stressauslösender Ereignisse wie einem Jobverlust oder dem Tod eines Angehörigen, einer Scheidung oder einem tiefen psychologischen Trauma auftreten. Sogar freudige Ereignisse wie eine Heirat oder die Geburt eines Kindes und die damit verbundenen Anpassungen an die neuen Lebensumstände können eine Stress-Reaktion auslösen, die zu Gesundheitsproblemen führt.

Glücklicherweise verstehen wir heutzutage besser, wie diese Verbindung zwischen Körper und Geist funktioniert, und können dadurch beides besser aufeinander abstimmen und so eine ganzheitliche Erfahrung generieren, die sowohl unsere körperliche als auch unsere emotionale Gesundheit fördert. Dadurch wird wiederum unser Immunsystem gestärkt und das führt zu einem gesunden und ausgewogenen Ausdruck unserer genetischen Programmierung. Mit anderen Worten: Je glücklicher, inspirierter und kreativer Sie sind, desto besser werden Sie mit stressigen Situationen fertig. Und je besser Sie stressige Zeiten überstehen, desto gesünder werden Sie auch sein.

Ja, ich weiß, schon Ihre Großeltern haben damals betont, wie wichtig positives Denken ist – jetzt haben wir den wissenschaftlichen Beweis für diese Weisheiten!

Die Funktionsweisen der Akupressur und das Meridian-System

Bei der Akupressur und der Akupunktur bedient man sich des Meridian-Systems unseres Körpers, das bereits vor einigen tausend Jahren von chinesischen Ärzten entdeckt wurde Das Meridian-System ist dem Nervensystem verwandt, doch es ist losgelöst von dem anatomischen Aufbau, mit dem die westliche Medizin arbeitet.

Stellen Sie sich vor, dass auf jeder Seite Ihres Körpers zwölf lange, enge „Energieströme" durch vorgeschriebene Bahnen verlaufen. Diese Ströme verlaufen symmetrisch, also auf jeder Körperseite einmal von Kopf bis Fuß und umgekehrt. Diese Energieströme oder -kanäle sind insofern für unsere Gesundheit relevant, als sie mit unseren Organen, anderen Körperteilen, Stimmungen und Emotionen in Verbindung stehen.

Wir wissen, dass diese Kanäle, an denen entlang so viele verschiedene Akupunktur-Punkte verlaufen, wie es Tage im Jahr gibt, elektrisch geladen sind, was sich mit einem „Ohmmeter", einem Gerät zur Messung des elektrischen Widerstands, auch messen lässt. Ein Akupunktur-Punkt leitet mehr Energie als die ihn umgebende Haut und durch Druck auf diesen Punkt wird der Fluss dieser elektrischen Energie ins Gleichgewicht gebracht und eine Selbstheilungsreaktion im Körper ausgelöst.

DIAGNOSTIK IN DER CHINESISCHEN MEDIZIN

Im alten China waren Autopsien verboten und so entwickelte sich die Medizin zu jener subtilen Kunst des „Lauschens" auf den Körper-Geist. Chinesische Ärzte wurden dazu ausgebildet, bei der Einschätzung ihre Patienten sehr gut zu beobachten und ihr Feingefühl zu schulen. Es gibt in der Chinesischen Medizin drei große Bereiche der Diagnostik, die Auskunft darüber geben, was im Körper geschieht: eine genaue Krankengeschichte, eine einzigartige Art der Pulsmessung und die Betrachtung der Zunge.

Die erste Methode spricht für sich und wir kennen sie aus allen Bereichen der Medizin. Der Patient berichtet so genau wie möglich, was er oder sie im Körper und im Geist wahrnimmt, die Schmerzen und Beschwerden sowie die jeweiligen Umstände, Muster und Zeiträume, in denen die Beschwerden auftreten. Die zweite Methode, das Pulsmessen, stellt eine Möglichkeit dar, die Vorgänge im Körper durch das Nehmen verschiedener Pulse an beiden Handgelenken zu erfassen. Die Chinesische Pulsdiagnostik kann uns ganz ohne Blutuntersuchungen, Labortests und Tomografien einen Einblick in die Funktion von Organsystemen geben. Um diese

Kunst der „Pulsdiagnostik" und ihre Interpretation wirklich zu beherrschen, braucht es viele Jahre der Übung und des Studierens.

Vor einigen Jahren reiste ich nach China, um dort medizinisches Qigong zu erlernen. Qigong ist ein altes System aus Körperhaltungen, Bewegungen und Meditationstechniken, um Körper und Geist in Harmonie zu bringen. Wir besuchten dort ein Krankenhaus, in dem mit traditioneller Chinesischer Medizin gearbeitet wurde und sowohl die Ärzte als auch das Pflegepersonal verwendeten die Pulsdiagnostik. Die Diagnosen jener Ärzte, die von unserer Krankengeschichte rein gar nichts wussten, waren absolut erstaunlich. Sie beschrieben bei vielen von uns ganz exakt Symptome, Ungleichgewichte und Erkrankungen.

Als ich im Rahmen eines Seminars in Toronto die Kunst der Chinesischen Medizin erlernte, ließ uns unser Dozent untereinander die Pulsdiagnose üben. Als ich einen Puls fühlte, der zum Herzen gehörte, bemerkte ich eine „schwache" Pulswelle unter meinen Fingerspitzen. Mein Mitstudent, ein Mann im reifen Alter, bestätigte mir, dass er vor einigen Jahren einen Herzinfarkt gehabt hatte. Damals kam mir das fast unheimlich vor, doch nachdem ich inzwischen seit über zwanzig Jahren mit der Chinesischen Medizin arbeite, sind solche Erlebnisse Alltag geworden.

Neben der Aufnahme der Krankengeschichte und der Pulsdiagnostik praktizieren die Spezialisten der Chinesischen Medizin auch die Kunst der Zungendiagnostik. Farbe, Form und Größe der Zunge geben viel über den Gesundheitszustand eines Menschen und den Zustand seiner Meridiane preis.

Durch diese drei Diagnosewerkzeuge erhalten die Ärzte die benötigten Informationen, um sinnvoll auf das Meridiansystem einzuwirken und ihre Patienten zu behandeln. Wenn ein Arzt, der in Chinesischer Medizin und Pulsdiagnostik ausgebildet ist, Ihnen etwas über Ihren Gesundheitszustand auf mentaler, emotionaler und körperlicher Ebene erzählt, ohne auch nur Ihren Namen oder Ihre Krankengeschichte zu kennen, ist das schon eine verblüffende Erfahrung.

Der kanadische Neurophysiologe Dr. Bruce Pomeranz hat die Auswirkungen der Akupunktur auf das Meridiansystem intensiv erforscht und herausgefunden, dass dabei potente Neurotransmitter freigesetzt werden, die die Selbstheilungsprozesse des Körpers aktivieren. Diese Forschungen sind äußerst wichtig und von großer Bedeutung; allerdings können auch sie nicht erklären, warum die

Stimulierung spezieller Akupressur-Punkte bei bestimmten Krankheiten hilfreich ist und die Gesundheit der betreffenden Person stärkt. Sollten Sie sich also dafür entscheiden, über die Techniken in diesem Buch hinausgehend tiefer in die Anwendung von Akupunktur oder Akupressur einzusteigen, um bestimmte Beschwerden zu lindern, sind Sie gut beraten, wenn Sie sich jemanden suchen, der darin gut ausgebildet und erfahren ist.

Der Mann im Ohr: Ohr-Akupunktur

Nicht jede Form der Akupunktur stammt aus der chinesischen Kultur. Erst ein leidenschaftlicher und aufmerksamer französischer Arzt namens Paul Nogier entdeckte die Bedeutung der Akupunktur-Punkte des Ohres. Vielleicht haben Sie schon von den Fuß-Reflexzonen gehört: Dabei wirkt sich der Druck auf bestimmte Reflexpunkte im Fuß auf bestimmte Körperteile aus. Wie sich herausstellte, gehören die Ohren, genauso wie die Füße, zu den „Reflexorganen". Die Geschichte der Ohr-Akupunktur liest sich ein wenig wie ein Märchen, wenngleich ein wahres, und als ich sie als Sechzehnjährige zum ersten Mal las, war ich völlig fasziniert und bin es bis heute geblieben.

Hier eine gekürzte Version:

Dr. Paul Nogier war französischer Allgemeinmediziner mit großer Neugier. Die komplexen Ausdrucksformen und die verborgene Physiologie des Körpers faszinierten ihn. Er fand heraus, dass eine Massage bestimmter Punkte des Ohres die Rückenschmerzen seiner Patienten drastisch lindern konnte. Manchmal musste er recht derb massieren, was, wie Sie sich sicher vorstellen können, sehr schmerzhaft sein konnte. Doch seine Patienten waren begeistert, denn diese Ohr-Massage linderte oft langjährige Rückenschmerzen. Daraufhin begann Nogier, diese speziellen Punkte mit Akupunktur-Nadeln zu bearbeiten, eine sanftere Methode zur Stimulierung der „Rücken-Punkte", die ebenfalls gute Ergebnisse erzielte.

Doch damit endet die Geschichte noch nicht. Eines Tages fühlte Nogier gerade den Puls einer Patientin und berührte dabei bestimmte „aktive" Punkte des Ohres, woraufhin sich der Puls unter seinen Fingern veränderte. An manchen Punkten wurde er stärker, an anderen schwächer. Nogier fand heraus, dass, wenn ein bestimmter Körperteil oder ein Organ von einer Fehlfunktion betroffen war, bestimmte Punkte im Ohr empfindlicher reagierten und sich bei Berührung sogar die Pulswellen veränderten. Das war die Geburtsstunde der Aurikulomedizin, die sich inzwischen zu einer anspruchsvollen und komplexen Behandlungsmethode entwickelt hat, die bei vielen Ärzten und Heilpraktikern in aller Welt Anwendung findet.

Wodurch wird nun ein Punkt besonders empfindlich oder „aktiv"? Ein Akupunktur-Punkt im Ohr wird immer dann aktiv oder empfindlich, wenn es im Körper oder im Geist ein Problem gibt. Aktive Punkte besitzen eine höhere elektrische Ladung als die sie umgebende Haut. Die elektrische Leitfähigkeit eines aktiven Akupunktur-Punktes im Ohr ist im Vergleich zu den umliegenden Bereichen höher (messbar mit einem Ohmmeter).

Ganz gleich, ob Sie an Rückenschmerzen, Angstzuständen, Depressionen oder einem entzündeten Zahn leiden, ein Experte für Ohr-Akupunktur weiß, wo er die Punkte mit der im Vergleich zu anderen Bereichen höheren elektrischen Ladung findet und wie er Ihnen durch eine

Behandlung dieser Punkte Linderung von Ihren Beschwerden verschaffen kann. Inzwischen hat sich die Aurikulomedizin so weit entwickelt, dass sie sich hervorragend als Methode zur Ermittlung und Behandlung von verborgenen Ursachen für diverse Gesundheitsprobleme eignet. Besonders hilfreich ist sie bei der Behandlung von chronischen Erkrankungen.

Warum es hilft, alles auf den Kopf zu stellen

Schon seit Jahrhunderten praktizieren Yogis und Yoginis die Technik des Kopfüber-Hängens. Die „Umkehrhaltungen" aus dem Yoga, also Positionen, bei denen der Kopf zum Boden hin hängen gelassen wird, bieten mindestens zwei große Vorteile. Den einen Vorteil habe ich bereits kurz in der Technik 14 „Auf den Kopf gestellt" erwähnt: Wir bekommen einen ganz anderen, ungewohnten Blick auf die Welt. Im Alltag haben wir die Erde immer unter uns und den Himmel über uns, wir gehen auf Beinen und Füßen, Autos fahren auf

Straßen und Vögel fliegen über uns hinweg. Wir sind so sehr an diesen Blickwinkel gewöhnt, dass wir ihn nie in Frage stellen; wir hinterfragen nicht, warum die Dinge sind, wie sie sind.

Wenn wir uns einmal nicht von einem mental-emotionalen Problem befreien können, stecken wir an irgendeiner Stelle fest. Wir kommen einfach nicht vom Fleck und finden keine Lösung, weil unsere Gedanken immer wieder dieselben Wege im Gehirn gehen, dieselben Nervenbahnen benutzen und sie so in Autobahnen verwandeln. Um unser Denken aus diesen Bahnen herauszulösen, hilft es, wenn wir unsere Wahrnehmung verändern. Dabei können wir uns aus unserem gewohnten Denken lösen und neue Nervenbahnen benutzen, wodurch wir neue Erkenntnisse gewinnen und schließlich auch die Lösung des Problems finden.

Die Erfahrung, die Erde einmal über uns zu sehen, wie sie über dem Himmel hängt, wie die Bäume von oben nach unten wachsen, Wassergläser über Kopf schweben, ohne dass etwas herausläuft, und wie die Menschen auf den Köpfen stehen, schüttelt unseren Verstand einmal kräftig durch und befreit unser Hirn. Dasselbe geschieht auch mit unseren Problemen. Plötzlich erkennen wir weitere Möglichkeiten und eine Vielzahl an

Lösungen, die uns in unseren vorherigen, einge-
schränkteren Denkmustern unzugänglich blieben.

Darüber hinaus hat es auch einen biologischen
Vorteil, den Kopf in eine niedrigere Position als die
Füße zu bringen. Hierdurch fördert die Schwerkraft
eine erhöhte Durchblutung des Gehirns, das nun
vermehrt mit Sauerstoff und Nährstoffen versorgt
wird. Und unser Gehirn besteht auch nicht nur aus
Nervensträngen, die in weißes und graues Gewebe
gebettet sind; es beherbergt auch zwei überaus
wichtige Drüsen, die Zirbeldrüse und die Hypophyse (die man sich als Hormonfabriken vorstellen
kann) sowie einige Kontroll-Tower (z.B. Thalamus
und Hypothalamus). Die Zirbeldrüse spielt für die
Lebensrhythmen, für den Schlaf und die Alterungs-
prozesse eine wichtige Rolle. In esoterischen Tradi-
tionen gilt sie als Sitz des höheren Bewusstseins, als
die Verbindung zum Spirit oder zu Gott.

Wenn wir Angst haben oder deprimiert sind,
sind wir von unserem inneren Wesen abgetrennt.
Eine gesteigerte Blutversorgung der wichtigsten
Drüsen in unserem Gehirn und eine verbesserte
Lymphdrainage derselben helfen bei der Aufnahme von Nährstoffen bei gleichzeitiger Entgiftung und voilà! – das Gehirn funktioniert gleich
viel besser!

Der Hypophyse fällt die gewaltige Aufgabe zu, alle anderen Drüsen unseres Körpers zu stimulieren und zu regulieren. So reguliert sie die Arbeit der Schilddrüse und der Nebennieren und spielt eine wichtige Rolle bei der Erhaltung des Blutdrucks und der Produktion von Oxytocin, einem Glückshormon, das uns sowohl körperlich als auch sozial bei der zwischenmenschlichen Bindung unterstützt. Außerdem löst Oxytocin bei der Geburt die Wehen aus und wird freigesetzt, wenn wir mit unserem Partner intim sind, wodurch wir uns ihm sehr nahe fühlen.

Die Hypophyse sitzt in einer kleinen, geschützten, knochigen Höhle im Gehirn, die nach oben hin offen ist. Nun stellen Sie sich ein Glas Wasser vor: Sie können es leeren, indem Sie es mit einem Strohhalm leertrinken oder sie kippen es einfach um, wodurch das Wasser ganz von selbst fließt. Ähnlich verhält es sich mit den Hormonen der Hypophyse. Doch keine Sorge: Sie werden nie ein Übermaß an Glückshormonen ausschütten, dafür ist Ihr Körper zu schlau. Durch die Schwerkraft wird sich jedoch die Hormonzirkulation verbessern, die Blutzufuhr und der Blutabfluss werden gesteigert, mehr Lymphe wird gereinigt und die Drüsenfunktion optimiert.

Wie Sie sehen, helfen Sie mit einer Kopfüber-Stellung Ihren guten Hormonen dabei, dorthin zu gelangen, wo sie gebraucht werden, nämlich zu ihren Zieldrüsen und den Organen. Noch ein Grund mehr, sich hin und wieder auf den Kopf zu stellen: Es macht uns glücklicher!

Die Funktionsweise der Meeresrauschen-Atmung

Auch die Meeresrauschen-Atmung ist eine alte Yoga-Technik, von der unser westlicher Lebensstil nur profitieren kann.

Wir wissen, dass das Atmen ganz von selbst und ohne das Zutun unseres Bewusstseins geschieht. Gott sei Dank müssen wir uns nicht permanent daran erinnern, dass wir atmen müssen! Die Atmung gehört zu den automatischen Körperfunktionen, so wie der Herzschlag und die Verdauung. Dank unseres autonomen Nervensystems, das die Informationen aus unserer Umgebung auswertet und die automatischen Abläufe in unserem Körper entsprechend anpasst, müssen wir uns weder auf einen rhythmischen Herzschlag konzentrieren noch darauf, Luft in unsere Lungen zu pumpen.

Die Qualität unserer Atmung wird durch unsere zugrundeliegende Gemütsverfassung bestimmt und wenn wir in Angst, Stress oder Sorge geraten, neigt unsere Atmung dazu, sich zu verlangsamen. Manchmal machen wir sogar lange Atempausen, ohne uns dessen bewusst zu sein, und reduzieren dadurch die Aufnahme lebenswichtigen Sauerstoffs noch weiter.

Unser autonomes Nervensystem, das auch als unwillkürliches Nervensystem bezeichnet wird, spielt bei der Steuerung vieler automatischer Prozesse in unserem Körper eine entscheidende Rolle. Es gibt zwei Verzweigungen, die diese internen Funktionen in unterschiedliche Richtungen leiten und sich dabei wie eine Wippe verhalten. Die eine Verzweigung, der Sympathikus, befähigt uns, von einer Sekunde auf die nächste einen Tausendmeter-Sprint hinzulegen, wenn wir vor einer vermeintlichen Gefahr weglaufen, während die entgegengesetzte Verzweigung, der Parasympathikus, uns beim Entspannen, Verdauen, Genesen und bei der Stärkung unseres Immunsystems hilft. Beide Nervensysteme sind äußerst wichtig, denn wir müssen sowohl kämpfen oder fliehen (Sympathikus) als auch genesen und entspannen (Parasympathikus) können, um körperlich gesund zu bleiben.

Angst löst einen Stresszustand aus, in dem unser Kampf-oder-Flucht-Programm die ganze Zeit auf Hochtouren läuft. Die Ängste und der Stress unserer modernen Zeit verlangen jedoch nur selten von uns, dass wir kämpfen oder fliehen, aber sie lassen unseren Motor permanent hochdrehen, als wäre das notwendig. Dadurch gerät unser Körper natürlich hochgradig in Bedrängnis und kann eine Vielzahl von Krankheiten entwickeln.

Auch wenn wir keine Kontrolle über unser autonomes Nervensystem haben, können wir es dennoch indirekt beeinflussen, indem wir uns sportlich betätigen, uns entspannen und durch bestimmte Aktivitäten – oder vielmehr Nicht-Aktivitäten – regenerieren: die Wolken beobachten, Musik hören, lachen und Freunde besuchen, Bilder malen, alte Filme schauen oder die Techniken aus diesem Buch anwenden. Tiefer und bewusster zu atmen, kann helfen, unser gesamtes System zu beruhigen, das Heilungs- und Entspannungssystem zu aktivieren (Parasympathikus) und die Sauerstoffaufnahme zu erhöhen. Es kann uns beleben, uns das Gefühl geben, lebendiger zu sein, unsere Gedanken klären und uns mit Energie aufladen.

Wenn wir unsere Aufmerksamkeit auf unsere Atmung richten, indem wir sie zunächst verlangsamen und dann ganz bewusst und genau beobachten, kann das auch auf unseren Geist beruhigend wirken, denn es lenkt ihn von all den wirren und sich immerfort drehenden Gedanken ab. Indem wir die einfache Meeresrauschen-Atmung anwenden, profitieren wir von allen Vorzügen einer Meditation.

Die Yogis früherer Zeiten erwähnten auch den positiven Effekt der Meeresrauschen-Atmung auf unseren Darm, da sie das Zwerchfell, den Atmungsmuskel, zwingt, sich vollständiger zusammenzuziehen und so das Innere unseres Bauches zu massieren. Das wirkt sich positiv auf die Blutversorgung, die Lymphdrainage, die Nährstoffaufnahme und die Entgiftung aus.

Mir ist noch niemand begegnet, der nach einigen Minuten Meeresrauschen-Atmung keine beruhigende Wirkung verspürt hat.

Die Funktionsweise des BodyTalk Systems

BODYTALK CORTICES

Erfunden wurden BodyTalk und BodyTalk Access als Methoden der Energie-Medizin von Dr. John Veltheim, einem australischen Chiropraktiker, Akupunkteur, Reiki-Meister und Philosophen.

BodyTalk ist eine sehr sanfte und dennoch tiefgreifende Methode, den Körper und seine Funktionen ins Gleichgewicht zu bringen, aufeinander abzustimmen und zu synchronisieren, wodurch die Selbstheilungsfähigkeit des Körpers gesteigert wird. Diese äußerst effektive Methode, die jeder erlernen kann, basiert auf zwei Grundannahmen:

- Der Körper entwickelt „Fehlfunktionen", wenn die Kommunikation zwischen den Organen, Körperteilen oder dem Gehirn/Geist schlecht ist. Durch Aufspüren der Bereiche, deren Kommunikation verbessert werden muss, und entsprechende Harmonisierung kann sich der Körper selbst heilen.
- Unsere Körper-Intelligenz weiß sehr genau, wie Heilungsprozesse einzuleiten sind und welche

Probleme Priorität haben. Daraus folgt, dass wir die Techniken des BodyTalks nutzen können, um unsere Körper-Systeme zu harmonisieren und zu unterstützen, indem wir einfach die Weisheit unseres Körpers anzapfen. Anwender der Technik nutzen neuromuskuläres Feedback als Werkzeug, um die Art und die Reihenfolge der Harmonisierungen für den einzelnen Patienten zu bestimmen.

Jede Form des Angriffs auf den Körper, sei er nun emotionaler, viraler oder physikalscher Art, kann den komplexen Kommunikationsprozess im Körper stark beeinträchtigen. Unsere Körper funktionieren wie Systeme. Die Leber allein ist verantwortlich für fünfhundert chemische Reaktionen, daher ist ein gutes Kommunikationssystem, das die Funktionen der Leber und natürlich auch des gesamten Körpers steuert, unerlässlich. Doch genau wie am Fließband in einer Fabrik die Produktion ohne eine vernünftige Kommunikation zum Erliegen kommt, kommen auch die Körperfunktionen ohne konstante Kommunikation mit allen Körperbestandteilen zum Erliegen.

Um diesen Gedanken greifbarer zu machen, stellen Sie sich doch einmal vor, Sie würden zu einem klassischen Konzert gehen. Wenn Sie früh dran sind, hören Sie vielleicht noch, wie die Musiker im Orchestergraben ihre Instrumente stimmen, was einen unzusammenhängenden und sogar disharmonischen Klang erzeugt. Im Konzert selbst hören Sie dann jedoch wunderbare Musik – dank des Dirigenten und der Tatsache, dass die Musiker aufeinander hören und sich an ihre Notenvorgaben halten. So ähnlich geht es auch in unserem Körper zu, wenn die einzelnen Teile miteinander kommunizieren, um die Harmonie und das Gleichgewicht aufrechtzuerhalten.

Die BodyTalk Cortices-Technik ist eine eigenständige Anwendung aus dem Fundus der BodyTalk und BodyTalk Access-Methoden. Die Hände fungieren dabei als Fokussierungswerkzeug, um die beiden Gehirnhälften miteinander zu verbinden. Durch die Öffnung der Verbindung – sozusagen der Autobahnen und Landstraßen – zwischen den Gehirnhälften wird das Gehirn entsperrt, es kann besser arbeiten und ist in der Lage, auf seine Bedürfnisse zu reagieren. Durch diese Öffnung der Gehirnwege können wir viel besser Gedanken, Emotionen und andere gesunde Hirnfunktionen verarbeiten.

Falls Sie sich für dieses Thema nteressieren, finden Sie weitere Informationen dazu wie auch zu Seminaren in aller Welt auf der Website der BodyTalk Association: www.bodytalksystem.com.

Quellen

BÜCHER

Gach, Michael Reed. *Heilende Punkte.* München: Droemer Knaur, 2000.

Grabhorn, Lynn. *Aufwachen – Dein Leben wartet: Die erstaunliche Macht der Gefühle.* München: Goldmann, 2010.

Johnson, Robert. *Owning Your Own Shadow: Understanding the Dark Side of the Psyche.* San Francisco: Harper Collins, 1991.

Lipton, Bruce H. *Intelligente Zellen: Wie Erfahrungen unsere Gene steuern.* Burgrain: Koha Verlag, 2006.

Pert, Candace. *Moleküle der Gefühle: Körper, Geist und Emotionen.* Reinbek: Rowohlt, 2001.

Veltheim, John. *Das BodyTalk System.* Bielefeld, Lüchow, 2010

WEBSITES

Heartmath Institute:
   www.heartmath.org
International BodyTalk Association
   www.bodytalksystem.com

Danksagung

Ich danke dem fabelhaften Lektoren- und Produktionsteam bei Hazelden Publishing für seinen Beitrag und dafür, dass sie mir die Chance gegeben haben, diese Techniken mehr Menschen zugänglich zu machen. Mein Dank geht auch an Linda Roghaar für ihr Fachwissen sowie an meine Freunde und Klienten und ihre unschätzbar wertvollen Beiträge. Ein besonderes Dankeschön an MeeNah Pelland.

Über die Autorin

Katrin Schubert hat sich der Aufgabe verschrieben, ihren Mitmenschen mit Hilfe der Naturheilkunde bei der Heilung von Körper, Geist und Seele zu helfen. Nachdem sie an der Universität Hamburg ihr Diplom und ihren Doktor der Medizin gemacht und Ausbildungen in England, Tschechien, Indien, China, Kanada und den Vereinigten Staaten absolviert hatte, eröffnete sie ihre ganzheitlichen Heilzentren in Kingston und Gananoque in Ontario, Kanada. Katrin besitzt auch einen Abschluss der Queen's University in Kingston. Gelegentlich arbeitet sie auch in einer Praxis in Elmshorn (Deutschland).

Sie können Katrin Schubert über ihre Website kontaktieren: www.drkatrin.com

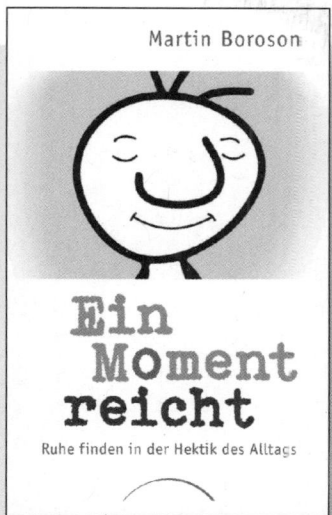
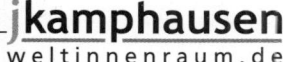

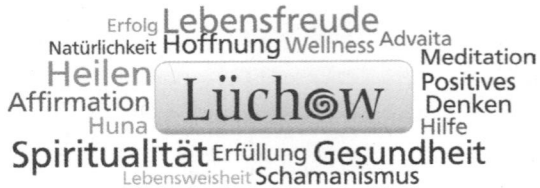

Mit Liebe fürs Detail und für die Umwelt

Bei der Auswahl der Inhalte, die wir präsentieren, achten
wir auf Originalität, Kompetenz, Praxisrelevanz und Qualität.
So können wir mit Herz und Seele hinter unseren Büchern,
Hörbüchern, Filmen und den anderen Produkten stehen,
die wir mit viel Liebe und Aufmerksamkeit bis ins letzte
Detail fertigen.

Wir leisten einen aktiven Beitrag zum Umweltschutz
und verbrauchen nur wirklich notwendige Ressourcen —
so sparsam wie möglich. Wir drucken überwiegend auf 100%
Recyclingpapier oder produzieren unsere Titel klimaneutral.
99% unserer Fertigung findet in Deutschland statt, so haben
wir kurze Transportwege und unterstützen die lokale
Wirtschaft.

Inspirationen, interessante und wertvolle Neuigkeiten,
Wahres, Schönes & Gutes sowie wichtige Termine
können Sie regelmäßig in unserem Newsletter erfahren
oder hier: **www.facebook.com/weltinnenraum**

weltinnenraum.de

J.Kamphausen | Mediengruppe